全国卫生职业院校学习笔记系列丛书

生理学学习笔记

主　编　叶颖俊

副主编　刘芳兰

编　者　(以姓氏笔画为序)

王艳辉　叶颖俊　刘芳兰

许秀娟　汪小华　高露文

科学出版社

北京

内 容 简 介

本书是根据普通专科层次的培养目标，以《生理学》教材为蓝本编写的配套教材。全书共分为12章，内容包括绪论、细胞的基本功能、血液、血液循环、呼吸、消化和吸收、能量代谢与体温、尿的生成和排出、感觉器官的功能、神经系统的功能、内分泌、生殖功能。总的编写原则是以"够用、适用"为原则，着重于"三基"，以适应培养基层医疗对卫生人才的需求。内容分考点提炼、精选习题和参考答案三部分。

图书在版编目（CIP）数据

生理学学习笔记／叶颖俊主编. —北京：科学出版社，2014.9

全国卫生职业院校学习笔记系列丛书

ISBN 978-7-03-041977-4

Ⅰ. 生…　Ⅱ. 叶…　Ⅲ. 人体生理学-高等职业教育-教学参考资料
Ⅳ. R33

中国版本图书馆 CIP 数据核字（2014）第 223293 号

责任编辑：许贵强／责任校对：张怡君
责任印制：赵　博／封面设计：范璧合

科学出版社 出版
北京东黄城根北街 16 号
邮政编码：100717
http://www.sciencep.com
固安县铭成印刷有限公司印刷
科学出版社发行　各地新华书店经销

*

2014 年 9 月第　一　版　开本：787×1092　1/16
2025 年 1 月第五次印刷　印张：9 1/4
字数：209 000

定价：29.80 元
（如有印装质量问题，我社负责调换）

前　　言

　　本书是以普通专科《生理学》为蓝本进行编写的配套教材。总的编写原则是以"够用、适用"为原则，着重于"三基"（基本理论、基本知识、基本技能），以适应培养基层医疗卫生人才的需求。

　　正文内容分考点提炼、精选习题和参考答案三部分。考点提炼部分以图表和简明扼要的语句，对要求掌握和理解的内容进行概括和归纳，使其条理化、清晰化和简明化，方便学生理解记忆。精选习题的题型包括名词解释、填空题、选择题和简答题等，主要是帮助同学们巩固和强化所学的基本知识。正文之后附有习题的参考答案，供师生参阅对照。

　　本书适用于三年制普通专科各专业学生，兼顾了专科层次成人教育、自学考试学生使用需要。

　　本书在编写过程中，虽几经修改，但限于编写时间的仓促和编者的水平，难免有不妥和疏漏之处仍在所难免，恳请广大师生和读者批评指教。

编　者

2014 年 7 月

目　　录

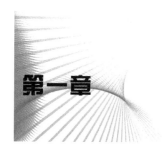

第一章

绪　　论

第一节　概　　述

1. 生理学　是研究正常人体功能及生命活动规律的科学。

2. 生理学的研究三个水平　整体水平、器官和系统水平、细胞和分子水平。

3. 生理学研究的动物实验　常分为慢性实验和急性实验两大类。

第二节　生命活动的基本特征

1. 生命活动的三个基本特征　新陈代谢、兴奋性和生殖。

基本特征	概念	意义
新陈代谢	指人体与外界环境之间的物质和能量交换以及机体内物质和能量的转变以实现自我更新的过程	是生命活动最基本特征，新陈代谢停止，生命即终结
兴奋性	指人体或组织感受刺激发生反应的能力或特性。	是生物体对环境变化做出适宜反应的基础
生殖	指生物体生长发育到一定阶段后，能够产生与自身相似的子代个体的过程	延续种族

2. 刺激　是指能引起人体或组织产生反应的各种内外环境变化。

（1）刺激要引起人体或组织产生反应须具备三个条件：强度、时间和强度–时间变化率。

（2）刺激按强度可分三种：阈刺激、阈上刺激和阈下刺激。

（3）刺激按性质可分四类：物理性刺激、化学性刺激、生物性刺激和社会心理性刺激。

3. 反应　是指刺激引起的人体或组织功能活动变化，可表现为兴奋或抑制。

（1）兴奋是指人体或组织由相对静止状态转变为活动状态或活动状态加强。

（2）抑制是指人体或组织由活动状态转变为相对静止状态或活动强度减弱。

4. 衡量兴奋性高低的指标是阈值（阈强度）。阈值是指引起组织细胞发生反应的最小刺激强度，与兴奋性呈反变关系。

强度等于阈值的刺激称为阈刺激，强度低于阈值的刺激称为阈下刺激，强度高于阈值的刺激称为阈上刺激。

第三节　人体与环境

1. 机体生存有两个环境　外环境和内环境（细胞外液）。

内环境即细胞外液，是细胞直接生存和活动的体内环境。

2. 内环境稳态　是指内环境的化学成分和理化性质保持相对稳定的状态，内环境的稳态是生命活动正常进行的必要条件。

3. 体液按分布分为两种　细胞内液（2/3）和细胞外液（1/3）。

体液（占体重60%）	分布	主要生理作用
细胞内液（2/3）	细胞内	进行各种生物化学反应的场所
细胞外液（1/3）	细胞外	是细胞直接生存和活动的场所
组织液（3/4）	组织细胞间隙	是细胞与血液进行物质交换的场所
血浆（1/4）	心、血管内	是细胞外液中最活跃的部分，是与外环境进行物质交换的中间环节
还有少量存在于体腔内的液体，如淋巴液、脑脊液和房水等		

第四节　人体功能的调节

1. 人体功能调节方式　有三种：神经调节、体液调节和自身调节。

方式	概念	意义	特点
神经调节	通过神经系统的活动对人体功能进行的调节	是人体最主要的调节方式，在机体应答环境变化中具有极为重要的意义	迅速、短暂而精确
体液调节	通过体液中化学物质的作用对人体功能进行的调节	调节机体新陈代谢、生长、发育和生殖等功能	缓慢、广泛而持久
自身调节	组织、细胞在不依赖于神经或体液调节的情况下对刺激所产生适应性反应	在一定限度内维持组织细胞活动的稳定	局限、幅度小、灵敏度低

2. 反射 是神经调节的基本方式，结构基础是反射弧。反射弧有五个组成部分：感受器、传入神经、神经中枢、传出神经和效应器。

3. 反射分 非条件反射和条件反射。

	非条件反射	条件反射
形成	先天遗传，种族共有	后天获得
中枢	大脑皮层下能完成	必须通过大脑皮层完成
反射弧	恒定、稳固，数量有限	可变、不固定，数量无限
意义	适应性弱，维持基本生命活动	适应性强，扩展人类适应能力
举例	腱反射、吸吮反射等	望梅止渴、谈虎色变等

4. 在体液调节中化学物质的递送方式 有四种：远距分泌、旁分泌、神经分泌和自分泌。

5. 人体功能调节的控制系统 可分为三类：自动控制系统、非自动控制系统和前馈控制系统。

6. 反馈 是由受控部分发出的反馈信息来影响控制部分活动的过程。

7. 反馈效应有两种 负反馈和正反馈。体内负反馈比正反馈更重要、更常见。

	负反馈	正反馈
概念	反馈信息与控制信息作用方向相反	反馈信息与控制信息作用方向相同
作用	减弱控制部分活动	增强控制部分活动
举例	血压、体温、激素水平	排便、排尿、血液凝固
意义	维持机体各种生理功能的相对稳定	促使某些生理活动迅速加强，直至完成

巩固练习，决胜考场

一、名词解释

1. 兴奋性

2. 刺激

3. 反应

4. 阈值

5. 内环境

6. 稳态

7. 反射

8. 反馈

二、填空题

1. 观察马拉松赛跑时心脏活动和呼吸的变化属_____水平研究。

2. 生理学的动物实验方法可分为_____和_____。

3. 生命活动的基本特征有_____、_____和_____。

4. 刺激按强度分为_____、_____和_____。一次刺激要引起组织细胞产生反应至少必须是_____刺激。

5. 机体组织在接受刺激发生反应时，其表现形式有_____和_____两种。

6. 衡量兴奋性高低的常用指标是_____，它与兴奋性呈_____变关系。

7. 机体活动的调节方式有_____、_____和_____三种，其中最主要的调节方式是_____，其基本方式是_____。

8. 体液调节是通过_____完成的。

9. 生理功能的自动控制方式为反馈，它可分为_____和_____。

10. 维持稳态的重要途径是_____调节。

三、选择题

A 型题

1. 生理学是研究机体（　　）的科学

A. 结构 B. 功能 C. 代谢

D. 活动　　　　　　　　E. 反应

2. 人体生理学的任务是阐明人体（　　　）

A. 细胞的生命现象　　B. 器官的功能活动

C. 与环境的相互关系　D. 体内的物理化学变化

E. 正常生命活动及其规律

3. 人体生命活动最基本的特征是（　　　）

A. 物质代谢　　　　　B. 新陈代谢　　　　　C. 适应性

D. 应激性　　　　　　E. 自控调节

4. 关于刺激与反应的叙述，正确的是（　　　）

A. 组织接受刺激后必然引起反应

B. 组织的兴奋反应就是它特殊功能的表现

C. 组织一旦发生反应就出现兴奋活动

D. 反应必须有中枢神经系统的参与

E. 反应就是反射

5. 衡量组织兴奋性高低的指标是（　　　）

A. 肌肉收缩强弱　　　　　　　　　　B. 腺细胞分泌多少

C. 阈值的大小　　　　　　　　　　　D. 神经兴奋

E. 动作电位幅度

6. 阈值愈小说明组织的兴奋性（　　　）

A. 愈高　　　　　　　B. 愈低　　　　　　　C. 无关

D. 不确定　　　　　　E. 无法判断

7. 可兴奋细胞兴奋时，共有的特征是产生（　　　）

A. 收缩反应　　　　　B. 神经冲动　　　　　C. 分泌

D. 电位变化　　　　　E. 反射

8. 成年人体液量约占体重的百分数是（　　　）

A. 40%　　　　　　　B. 50%　　　　　　　C. 60%

D. 70%　　　　　　　E. 80%

9. 机体的内环境是指（　　　）

A. 细胞外液　　　　　B. 细胞内液　　　　　C. 血液

D. 体液　　　　　　　E. 组织液

10. 内环境最重要的特征是（　　　）

A. 保持理化性质相对稳定　　　　　　　B. 理化性质保持不变

C. 与外界环境同步变化　　　　　　　　D. 不因代谢而变化

E. 各参数静止不变

11. 内环境稳定的意义在于（　　　　）

A. 与环境变化保持一致　　　　B. 保持机体功能不变

C. 为细胞提供适宜的生存环境　　D. 使营养物质不致过度消耗

E. 将内部功能活动固定在一个水平

12. 能比较迅速反映内环境变动状况的体液是（　　　　）

A. 脑脊液　　　　　　B. 血浆　　　　　　C. 尿液

D. 淋巴液　　　　　　E. 细胞内液

13. 神经调节的基本方式是（　　　　）

A. 反射　　　　　　B. 反应　　　　　　C. 适应

D. 正反馈　　　　　E. 负反馈

14. 在反射分析实验中，捣毁青蛙的脊髓以后（　　　　）

A. 反射、反应都消失　　B. 反射、反应均存在

C. 反射存在，反应消失　　D. 反应存在，反射消失

E. 反射、反应先消失后恢复

15. 关于反射作用的叙述，错误的是（　　　　）

A. 必须有中枢神经系统的参与　　B. 包括条件反射和非条件反射

C. 反射是神经调节方式　　　　　D. 其结构基础是反射弧

E. 只要中枢存在，刺激即可以引起反射

16. 躯体运动神经属于（　　　　）

A. 传入神经　　　　　B. 中枢　　　　　　C. 传出神经

D. 效应器　　　　　　E. 感受器

17. 体液调节的特点是（　　　　）

A. 迅速　　　　　　B. 准确　　　　　　C. 持久

D. 短暂　　　　　　E. 局限

18. 维持机体稳态的重要途径是（　　　　）

A. 神经调节　　　　　B. 体液调节　　　　　C. 自身调节

D. 正反馈　　　　　　E. 负反馈

19. 关于体液调节的论述，正确的是（　　　　）

A. 主要由内分泌腺和内分泌细胞分泌的激素来完成

B. 组织代谢产物的作用不属于体液调节

C. 神经分泌不属于体液调节

D. 从属于神经调节，不能独立发挥作用

E. 体液调节不受神经系统的控制

20. 对调节新陈代谢和保持机体稳态具有重要意义的调节方式是（　　）

A. 自身调节　　　　　B. 神经调节　　　　　C. 体液调节

D. 条件反射调节　　　E. 非条件反射调节

21. 自身调节指组织、细胞在不依赖于神经或体液调节的情况下对刺激所产生的（　　）

A. 适应性反应　　　　B. 旁分泌反应　　　　C. 稳态反应

D. 非自控调节　　　　E. 前馈调节

22. 以下哪项是由负反馈调节的生理过程（　　）

A. 分娩过程　　　　　B. 排尿反射　　　　　C. 降压反射

D. 小肠运动　　　　　E. 血液凝固

23. 在自动控制系统中，从受控部分发出到达控制部分的信息称为（　　）

A. 偏差信息　　　　　B. 干扰信息　　　　　C. 控制信息

D. 反馈信息　　　　　E. 自控信息

24. 关于反馈作用的叙述，错误的是（　　）

A. 保证调节精确性的重要机制

B. 各种调节方式均存在反馈作用

C. 反馈在机体功能调节中表现较为突出

D. 负反馈能使某种生理功能保持相对稳定

E. 正反馈使某种生理过程不断加强直至完成

25. 家兔，雄性，体重 2.1kg，20% 氨基甲酸乙酯麻醉，剂量 1g/kg。切开腹壁找到膀胱，两侧输尿管插管，收集尿液观察影响尿生成的因素。这种实验方法属于（　　）

A. 整体实验　　　　　B. 离体实验　　　　　C. 在体慢性实验

D. 在体急性实验　　　E. 生理实验

X 型题

1. 下列各项叙述，属于条件反射的是（　　）

A. 刺激性质与反应之间的关系不固定，灵活可变

B. 刺激性质与反应之间的关系由种族遗传决定

C. 需后天学习获得

D. 数量有限，比较恒定、少变或不变

E. 反射活动的适应性比较有限

2. 神经调节的特点是（　　）

A. 出现反应迅速　　　　B. 局限而精确　　　　C. 作用持续时间较长

D. 作用范围广泛　　　　E. 适于缓慢进行的一些生理过程的调节

3. 属于条件反射的有（　　）

A. 食物入口引起唾液分泌　B. 沙粒入眼引起流泪

C. 望梅止渴　　　　　　　D. 叩击髌腱引起小腿伸直

E. 谈起美食引起唾液分泌

4. 有关神经调节的叙述正确的是（　　）

A. 反应速度慢　　　　　　B. 参与维持机体的稳态

C. 作用范围广　　　　　　D. 持续时间短

E. 反应迅速而准确

5. 属于非条件反射的有（　　）

A. 雏鸡出壳就能啄食　　　　B. 沙粒入眼就眨眼流泪

C. 新生儿嘴唇触及乳头便会吸吮　D. 学生听见上课铃声就立即进教室

E. 看见酸梅唾液立即分泌

四、简答题

1. 为什么称细胞外液是机体的内环境？

2. 何谓内环境稳态？内环境稳态有何生理意义？

3. 简述兴奋和兴奋性的区别。

4. 引发兴奋的刺激应具备哪些条件？

5. 简述神经调节及其特点。

6. 简述体液调节及其特点。

7. 何谓正反馈和负反馈？举例说明它们对机体有何生理意义？

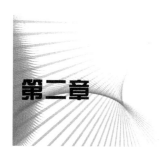

第二章

细胞的基本功能

提炼精华，突显考点

第一节 细胞的跨膜物质转运功能

1. **细胞膜的结构** 主要由蛋白质、脂质和少量糖类物质组成，是以脂质双分子层为基本构架，镶嵌有不同结构与功能的蛋白质的液态镶嵌模型。

2. **细胞膜的物质转运方式有** 单纯扩散、易化扩散、主动转运和出胞与入胞。

（1）单纯扩散指跨膜从高浓度一侧向低浓度一侧转运的过程。与扩散速率有关的是浓度差和通透性。

单纯扩散的特点是：不需膜蛋白质帮助，不消耗代谢能量。转运的物质是脂溶性小分子物质，如 CO_2、O_2、N_2 等。

（2）易化扩散指非脂溶性的小分子物质在膜蛋白质的帮助下从高浓度一侧向低浓度一侧转运的过程。可分为：

1）载体易化扩散：特点是特异性、饱和性和竞争性，转运的物质有葡萄糖、氨基酸等，如葡萄糖进入红细胞内。

2）通道易化扩散：特点是速度快、离子选择性和门控特性，转运的物质为各种离子。根据门控机制不同，通道可分为电压门控通道、化学门控通道和机械门控通道。

（3）主动转运指通过细胞本身的耗能，在生物泵帮助下将物质逆着电化学梯度跨膜转运的过程。可分为：

1）原发性主动转运：如钠-钾泵（简称钠泵），分解 ATP 逆着电化学梯度向膜外泵出 3 个 Na^+，同时向膜内泵入 2 个 K^+，保证细胞外高 Na^+、细胞内高 K^+，从而建立 Na^+、K^+ 的势能储备。

2）继发性主动转运：指直接消耗某一物质的浓度势能、间接消耗 ATP 从而逆电化学梯度转运某物质，如葡萄糖在肾小管和肠黏膜上皮细胞的吸收过程。

（4）入胞与出胞

1）细胞外大分子或团块物质进入细胞的过程称为入胞，根据进入物质的形态不同又分为吞噬和吞饮两种方式。

2）大分子物质被排出细胞外的过程称为出胞。

第二节　细胞的信号转导功能

1. 信号分子　是指能在细胞间传递信息的物质。

2. 受体　是指能与信号分子特异性结合而发挥信号转导作用的特殊蛋白质。根据存在部位不同，受体可分为膜受体和胞内受体。

第三节　细胞的生物电现象

1. 静息电位　是指在静息状态下细胞膜两侧存在电位差。细胞在静息状态下膜两侧所保持的内负外正的状态称为极化；当膜内外电位差减小时称为去极化；反之，当膜内外电位差增大时称为超极化。

条件：

（1）细胞膜两侧离子分布不均，细胞内的 K^+ 的浓度高于细胞外。

（2）在不同状态下，细胞膜对不同离子通透性也不同，在静息状态下，细胞膜对 K^+ 的通透性大，对其他离子通透性很小。

机制：在静息状态下，细胞膜对 K^+ 的通透性大，对 Na^+ 和 Cl^- 的通透性很小，而对膜内大分子 A^- 没有通透性。因此，K^+ 顺着浓度差向膜外扩散，膜外正电荷增多，膜内负电荷增多，形成了内负外正的电位差。这种电位差形成的电场力对 K^+ 的继续外流构成阻力。当促使 K^+ 外流的动力（浓度差）与阻

止 K^+ 外流的阻力（电位差）达到平衡时，K^+ 的净外流停止，使膜内外的电位差保持在一个稳定的状态，即为静息电位。因此，静息电位主要是由 K^+ 外流所形成的电-化学平衡电位。

2. 动作电位　是可兴奋细胞受到有效刺激后，在静息电位的基础上发生的迅速、可远距离传播的电位变化。

波形（以骨骼肌细胞为例）：包括锋电位（上升支和下降支）和后电位（负后电位和正后电位），其中动作电位在零以上的电位值则称为超射。动作电位的全过程为：极化→去极化→反极化→复极化→超极化→恢复。

机制：

（1）上升支：Na^+ 通道大量开放，Na^+ 迅速大量内流，形成锋电位的上升支。

（2）下降支：Na^+ 通道失活而关闭，K^+ 通透性增大，K^+ 快速外流，形成锋电位的下降支。

（3）后电位：当膜复极化结束后，膜上的 Na^+-K^+ 泵开始主动将膜内的 Na^+ 泵出膜外，将 K^+ 泵入膜内。

特点："全或无"现象，不衰减性传导，脉冲式。

意义：动作电位是可兴奋细胞兴奋的标志，是肌细胞收缩、腺细胞分泌等功能活动的基础。

3. 阈电位　能触发动作电位的膜电位临界值称为阈电位。静息电位去极化达到阈电位是产生动作电位的必要条件。

4. 局部电位　细胞受到阈下刺激所产生的小的电位变化称为局部电位，如终板电位。

局部电位的特点：不具"全或无"现象，衰减性传导，可以总和。

5. 兴奋性的周期性变化　机体组织或细胞接受刺激产生反应的能力或特性称为兴奋性。在动作电位产生过程中，Na^+ 通道分别经历备用→激活→失活→备用的循环状态。因此，细胞在产生一次动作电位之后，其兴奋性将发生周期性的变化，分别经过绝对不应期、相对不应期、超常期及低常期。绝对不应期兴奋性降至零，此时无论给予细胞多么强大的刺激都不能再次产生动作电位；相对不应期的兴奋性低于正常，需阈上刺激才能再次引起动作电位；超常期兴奋性高于正常，此时，阈下刺激即可能引起动作电位；低常期兴奋性低于正常。

由于绝对不应期的存在，故同一个细胞产生的动作电位不能总和，要连续引起细胞产生两个动作电位，刺激的间隔时间至少要等于绝对不应期。

第四节　肌细胞的收缩功能

1. 神经-肌肉接头

结构：由接头前膜、接头后膜和接头间隙三部分组成。

传递过程：动作电位（兴奋）传到接头前膜→接头前膜上电压门控 Ca^{2+} 通道打开，Ca^{2+} 内流入膜内→内流的 Ca^{2+} 促使 ACh 以出胞方式倾囊式释放到接头间隙→ACh 在接头间隙扩散至终板膜，与 N 受体结合→终板膜对 Na^+ 通透性增高，Na^+ 内流→终板电位（局部电位）→使邻近肌细胞产生动作电位。

传递特点：单向传递，时间延搁，易受内环境变化影响。

2. 兴奋-收缩耦联　是指将肌细胞的电兴奋和肌细胞的机械收缩联系起来的中介过程。

过程：动作电位沿着横管膜传向肌细胞深部、三联管处的信息传递和 Ca^{2+} 在终池释放和重摄取。

耦联因子：Ca^{2+}。

结构基础：三联管。

3. 骨骼肌细胞收缩机制用肌丝滑行学说解释。从运动神经兴奋到骨骼肌细胞收缩需经历三个过程：神经-肌肉接头处的兴奋传递、骨骼肌细胞的兴奋-收缩耦联和肌丝滑行。

4. 影响肌细胞收缩的因素　前负荷、后负荷及肌肉收缩能力。

（1）前负荷：肌肉收缩前所承受的负荷称为前负荷，在前负荷作用下所处的长度为初长度。在一定范围内，前负荷越大，初长度越长，粗、细肌丝的结合位点的结合数量越多，肌肉收缩越强。当肌肉收缩达到最大肌张力时所对应的前负荷为最适前负荷，此时肌肉的初长度为最适初长度。超过最适前负荷后，随着前负荷与初长度增加，粗、细肌丝的结合位点的结合数量反而减少，肌肉收缩时肌张力下降。

（2）后负荷：指肌肉收缩过程中所承受的负荷。后负荷越大，肌肉收缩所产生的张力越大，缩短速度和程度越小。

（3）肌肉收缩能力：是与前、后负荷无关的肌肉本身的内在收缩特性。

肌肉收缩能力与肌肉收缩强度呈正变关系。

巩固练习，决胜考场

一、名词解释

1. 静息电位

2. 动作电位

3. 去极化

4. 阈电位

5. 兴奋-收缩耦联

6. 前负荷

二、填空题

1. 氧和二氧化碳进出细胞膜属于_____；它们转运方向和速度主要受该气体在膜两侧的_____影响。

2. 根据参与的膜蛋白的不同，易化扩散可分为_____易化扩散和_____易化扩散。

3. 钠泵能分解_____使之释放能量，在消耗代谢能的情况下逆着电化学梯度把细胞内的_____移出胞外，同时把细胞外的_____移入胞内，因而形成和保持了不均衡离子分布。

4. 膜学说认为生物电现象的各种表现，主要是由于细胞内外_____分布不均匀和在不同状态下，细胞膜对不同离子的_____不同形成的。

5. 神经纤维静息电位是由_____形成的，动作电位的上升支是_____形成的。

6. 在同一细胞上动作电位的传导机制是通过兴奋部位与邻近未兴奋部位部位之间产生_____而实现的。

7. 每个囊泡中储存的 ACh 量通常是相当恒定的，释放时是通过_____作用，以_____为单位倾囊释放。

8. 纵管系统的作用是通过对_____的储存、释放和再聚集，触发肌节的收缩和舒张。每一条横管和两侧的终池构成_____，它是兴奋-收缩耦联的关键部位。

9. 横桥在一定条件下，可以和细肌丝上的_____呈可逆性的结合；具有_____的作用，可以分解 ATP 而获得能量，供横桥摆动。

10. 有机磷农药和新斯的明对_____有选择性的抑制作用，阻止已释放的_____的清除，引起中毒症状。

三、选择题

A 型题

1. 运动神经纤维末梢释放 ACh 属于（　　）

A. 单纯扩散　　　　　B. 原发性主动转运　　　　C. 继发性主动转运

D. 出胞　　　　　E. 易化扩散

2. 下述哪项不属于经载体易化扩散的特点（　　）

A. 特异性　　　　　B. 具有电压依赖性　　　　C. 饱和性

D. 竞争性抑制　　　　E. 非特异性

3. 在一般生理情况下，每分解一个 ATP 分子，钠泵能使（　　）

A. 2 个 Na^+ 移出膜外，同时有 3 个 K^+ 移入膜内

B. 3 个 Na^+ 移出膜外，同时有 2 个 K^+ 移入膜内

C. 2 个 Na^+ 移入膜内，同时有 3 个 K^+ 移出膜外

D. 3 个 Na^+ 移入膜内，同时有 2 个 K^+ 移出膜外

E. 以上都不对

4. 通常用作判断组织兴奋性高低的指标是（　　）

A. 阈电位　　　　　　　　　　　　B. 阈强度

C. 刺激强度对时间的变化率　　　　D. 动作电位的幅度

E. 刺激时间

5. 组织兴奋后，处于绝对不应期时，其兴奋性为（　　）

A. 零　　　　　B. 等于正常　　　　C. 大于正常

D. 小于正常　　　　E. 以上均有可能

6. 安静时，细胞膜外正内负的稳定状态称为（　　）

A. 极化　　　　　B. 超极化　　　　C. 反极化

D. 去极化　　　　E. 复极化

7. 动作电位产生的基本条件是使膜电位去极化达到（　　）

A. 阈电位　　　　　B. 锋电位　　　　C. 负后电位

D. 正后电位　　　　E. 静息电位

8. 各种可兴奋组织产生兴奋的共同标志是（　　）

A. 肌肉收缩 　　　　　B. 腺体分泌 　　　　　C. 神经冲动

D. 动作电位 　　　　　E. 静息电位

9. 动作电位的"全或无"特性是指同一细胞动作电位的幅度 （　　）

A. 不受细胞外 K^+ 浓度的影响

B. 不受细胞外 Na^+ 浓度的影响

C. 与刺激强度和传导距离无关

D. 与静息电位无关

E. 不受细胞外 Ca^{2+} 浓度的影响

10. 神经纤维动作电位的上升支的形成是由于 （　　）

A. K^+ 内流 　　　　　B. K^+ 外流 　　　　　C. Na^+ 内流

D. Na^+ 外流 　　　　　E. Ca^{2+} 内流

11. 神经纤维中相邻两个动作电位的时间间隔至少应大于其 （　　）

A. 相对不应期 　　　　B. 绝对不应期 　　　　C. 超常期

D. 低常期 　　　　　　E. 收缩期

12. 有髓神经纤维的传导特点是 （　　）

A. 单向传导 　　　　　B. 传导速度慢 　　　　C. 衰减性传导

D. 传导快并节省能量 E. 双向传导

13. 安静时阻碍肌动蛋白同横桥结合的物质是 （　　）

A. 肌钙蛋白 　　　　　B. 肌凝蛋白 　　　　　C. 肌动蛋白

D. 原肌凝蛋白 　　　　E. 触珠蛋白

14. 在骨骼肌兴奋-收缩耦联过程中起关键作用的离子是 （　　）

A. Na^+ 　　　　　　　B. K^+ 　　　　　　　C. Ca^{2+}

D. Cl^- 　　　　　　　E. H^+

15. 神经-肌肉接头处起信息传递作用的化学物质是 （　　）

A. 肾上腺素 　　　　　B. 乙酰胆碱 　　　　　C. 多巴胺

D. 5-羟色胺 　　　　　E. 去甲肾上腺素

X 型题

1. 属于通道易化扩散的特点是 （　　）

A. 高速度 　　　　　　B. 饱和现象 　　　　　C. 有选择性

D. 竞争性抑制 　　　　E. 通道的开关有一定条件

2. 关于神经纤维的静息电位，正确的是 （　　）

A. 它是膜外为正、膜内为负的电位　　B. 相当于钾离子的平衡电位

C. 在不同的细胞，大小是一样的　　D. 它是个变化的电位

E. 相当于钠离子的平衡电位

3. 神经纤维锋电位的形成机制，正确的是（　　）

A. 上升支由 K^+ 内流引起　　　　　B. 上升支由 Na^+ 内流引起

C. 下降支由 K^+ 外流引起　　　　　D. 下降支由 Na^+ 外流引起

E. 下降支由 Cl^- 外流引起

4. 局部反应的特点是（　　）

A. 不是"全或无"式的　　　　　　　B. 没有不应期

C. 不发生叠加　　　　　　　　　　D. 电紧张传播

E. 幅度不因传导距离增加而减小

5. 下列关于神经-骨骼肌接头处兴奋传递的描述，正确的是（　　）

A. 是"电-化学-电"的过程

B. ACh 释放的关键是 Ca^{2+} 外流

C. ACh 的释放是量子式释放

D. 终板电位是局部电位，总和达到阈电位水平时，使终板膜产生动作电位

E. ACh 发挥作用后被胆碱酯酶分解失活

6. 横桥的特性是（　　）

A. 在一定条件下，可以和肌凝蛋白分子呈可逆性的结合

B. 在一定条件下，可以和原肌凝蛋白分子呈可逆性的结合

C. 具有 ATP 酶的作用，可以分解 ATP 而获得能量

D. 与肌浆中 Ca^{2+} 有很大的亲和力

E. 负责传递信息给原肌凝蛋白

7. 骨骼肌兴奋-收缩耦联包括（　　）

A. 电兴奋通过横管系统传向肌细胞的内部

B. 三联管结构处的信息传递

C. 肌浆网中的 Ca^{2+} 释放入胞浆

D. 胞浆中 Ca^{2+} 升高，触发肌丝滑行

E. Ca^{2+} 由胞浆向肌浆网的再聚集

8. 影响骨骼肌收缩的主要因素是（　　）

A. 肌肉收缩前已存在的负荷

B. 在肌肉开始收缩时才能遇到的负荷

C. 肌肉内部功能状态

D. 细胞外液钙离子的浓度

E. 肌钙蛋白的特性

四、简答题

1. 举例说明细胞膜的各种物质转运形式。

2. 简述钠泵的本质、作用和生理意义。

3. 简述跨膜信号转导的方式。

4. 简述静息电位的产生机制。

5. 简述神经-肌肉接头处的兴奋传递过程。

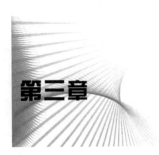

第三章

血 液

提炼精华，突显考点

第一节 血液的组成及理化特性

1. 血液 由血浆和血细胞组成，正常成人血量占总体重的 7%~8%（即：70~80ml/kg 体重）。血浆主要由水、无机盐和血浆蛋白等组成；血细胞包括红细胞、白细胞和血小板。

血细胞（主要是红细胞）占全血容积的百分比称为血细胞比容（HCT），正常成年男性为 40%~50%，女性为 37%~48%。在严重腹泻或大面积烧伤时，HCT 会↑；贫血时，HCT 会↓。

2. 血浆渗透压 包括晶体渗透压和胶体渗透压。

（1）晶体渗透压主要由 NaCl 等无机盐构成，主要作用是调节细胞内外的水平衡和维持红细胞的正常形态。

（2）胶体渗透压主要由白蛋白等血浆蛋白构成，主要作用是调节血管内外的水平衡和维持正常的血浆容量。

3. 当溶液的渗透压等于血浆渗透压，称为等渗溶液（临床上常用的等渗溶液：0.9%NaCl 溶液和 5% 葡萄糖溶液）；高于或低于血浆渗透压的溶液称为高渗或低渗溶液。

第二节 血 细 胞

（一）红细胞（RBC）

相当于"人体运输兵"。

1. 正常值 成年男性为（4.0~5.5）×10^{12}/L，女性为（3.5~5.0）× 10^{12}/L；其中的血红蛋白（Hb）正常值：成年男性为120~160g/L，女性为110~150g/L。

2. 生理特性 可塑变形性、渗透脆性和悬浮稳定性。

（1）可塑变形性：是指正常红细胞在外力作用下具有变形的能力（由红细胞的表面积/体积比决定）。衰老、受损红细胞的变形能力常降低。

（2）渗透脆性（简称脆性）：是指红细胞在低渗溶液中发生膨胀、破裂的特性。

（3）悬浮稳定性：是指红细胞能相对稳定地悬浮于血浆中的特性。其评价指标是红细胞沉降率（简称血沉），即红细胞在第1h末下降的距离。决定血沉快慢的因素是血浆而非红细胞本身（如血浆中纤维蛋白原、球蛋白含量增加时血沉加快；白蛋白含量增加时血沉减慢）。

3. 红细胞的生成

（1）场所是红骨髓（若损伤红骨髓→再生障碍性贫血）。

（2）原料是Fe^{2+}和蛋白质（若缺乏Fe^{2+}→缺铁性贫血）。

（3）成熟因子为叶酸和维生素B_{12}（若缺乏叶酸或维生素B_{12}→巨幼红细胞性贫血）。

（4）调节因子有爆式促进因子、促红细胞生成素和雄激素等。

（二）白细胞（WBC）

相当于"人体战士"。

1. 正常值 成人为（4.0~10.0）×10^9/ L。

2. 分类及功能 分为有粒白细胞和无粒白细胞。

（1）有粒白细胞分为中性粒细胞（主要功能：吞噬细菌和坏死细胞）、嗜酸性粒细胞（主要功能：抑制过敏反应和参与蠕虫免疫）和嗜碱粒细胞

（主要功能：参与过敏反应）。

（2）无粒白细胞分为单核细胞（主要功能：吞噬作用，识别杀伤肿瘤细胞）和淋巴细胞（主要功能：B 细胞参与体液免疫，T 细胞参与细胞免疫）。

（三）血小板（PLT）

相当于"人体修理工"。

1. 正常值　成人为（100~300）×10^9/ L。

2. 生理功能

（1）维持血管内皮的完整性。

（2）参与生理性止血（三个过程：受损的小血管收缩、形成血小板血栓和血液凝固）。

（3）促进凝血。

第三节　血液凝固与纤维蛋白溶解

1. 血液凝固（简称凝血）　是指血液由流动的液体状态变成不能流动的凝胶状态。直接参与凝血的物质称为凝血因子。

血液凝固分为三个步骤：

（1）凝血酶原激活物的形成。有两条途径：内源性凝血途径（启动因子为因子Ⅻ）和外源性凝血途径（启动因子为因子Ⅲ）。

（2）凝血酶的形成。

（3）纤维蛋白的形成。

2. 血清与血浆的比较

血清是指血液凝固后，血凝块回缩析出的淡黄色液体。

血浆是指血液中除血细胞以外的液体部分。

主要区别：血清中不含有纤维蛋白原。

3. 纤维蛋白溶解（简称纤溶）　是指纤维蛋白被分解、液化的过程。纤溶可分为两个基本阶段，即纤溶酶原的激活与纤维蛋白的降解。

第四节 血量与血型

（一）血型

血型是指血细胞膜上特异性抗原的类型。一般所说的血型常指红细胞血型，与临床关系密切的主要有 ABO 血型系统和 Rh 血型系统。

1. ABO 血型系统

（1）分型：根据红细胞膜上 A、B 凝集原的有无及种类，ABO 血型系统可分为 A 型、B 型、AB 型及 O 型，共 4 型。

（2）特点：ABO 血型系统存在天然凝集素，出生半年后在血中即可出现，主要为 IgM，不能通过胎盘。

（3）意义：在输全血时除需血型相配外，还需进行交叉配血。

2. Rh 血型系统

（1）分型：根据红细胞膜上 D 抗原的有无，Rh 血型系统可分为 Rh 阳性（是指红细胞膜上有 D 抗原）和 Rh 阴性（是指红细胞膜上无 D 抗原），共 2 型。

（2）特点：Rh 血型系统不含天然抗体，故 Rh 阴性的人（如孕妇或多次输血者）在接受了 Rh 阳性的抗原刺激后可产生抗 D 抗体（主要为 IgG，能通过胎盘）。

（3）意义：Rh 阴性的人第二次怀 Rh 阳性的胎儿或再次输 Rh 阳性人的血液，易引起溶血。因此，对 Rh 阴性的妇女多次妊娠或反复输血者应特别注意。

（二）交叉配血试验

1. 该试验分为主侧与次侧

（1）主侧试验：是将供血者的红细胞与受血者的血清进行混合。

（2）次侧试验：是将受血者的红细胞与供血者的血清进行混合。

2. 配血结果有三种

（1）配血相合：两侧均无凝集反应，可以输血。

（2）配血基本相合：主侧不凝集，次侧凝集（见于异性输血），只能在紧急情况下，进行少量、缓慢、间断输血，同时密切观察受血者有无不良反应（若有，应立即停止输血）。

（3）配血不合：主侧凝集，无论次侧是否凝集，绝对不能输血。

（三）输血原则

根本原则是要避免发生红细胞凝集反应。

（1）鉴定供血者和受血者 ABO 血型系统，首选同型血输血（如无同型血，在紧急情况下，可以考虑输异型血，原则参照"交叉配血试验"中配血结果的第 2 条"配血基本相合"）。

（2）输血前必须常规作交叉配血试验（即使是输入同型血或再次重复输入同一人血液，也必须作该试验）。

（3）对于育龄期妇女和反复输血的受血者，还需检测供血者与受血者的 Rh 血型系统。

巩固练习，决胜考场

一、名词解释

1. 血细胞比容

2. 血浆渗透压

3. 血液凝固

4. 生理性止血

5. 血清

6. 血型

二、填空题

1. 血液由_____和_____组成。

2. 临床上，常用的两种等渗溶液为_____和_____。

3. 我国正常成年男性红细胞的数量为_____，女性为_____；正常成年男性血红蛋白的数量为_____，女性为_____。

4. 红细胞的生理特性包括_____、_____、_____。

5. 正常成人白细胞的数量为_____，其中有粒白细胞包括_____、

_____和_____；无粒白细胞包括_____和_____。

6. 血液凝固的三个基本步骤是_____、_____和_____。按始动因子的来源不同，凝血过程包括_____性凝血和_____性凝血两条途径。

7. ABO 血型系统将血型分成_____、_____、_____、_____四种血型；Rh 血型系统将血型分成_____和_____两种血型。

8. 血浆蛋白分为_____、_____和_____三大类。其中含量最多的是_____，它是构成血浆_____渗透压的主要成分。

9. 输血时，主要考虑供血者的_____不被受血者_____所凝集。

三、选择题

A 型题

1. 血浆胶体渗透压的生理作用是 （　　　）

A. 调节细胞内外水的平衡　　　B. 调节血管内外水的平衡

C. 维持细胞正常体积　　　　　D. 维持细胞正常形态

E. 维持细胞正常功能

2. 血浆蛋白生理作用的叙述，错误的是 （　　　）

A. 参与血液凝固　　　B. 营养、修复组织　　　C. 参与机体防御功能

D. 维持血浆晶体渗透压　　E. 运输功能

3. 下列哪种情况下，红细胞数量不可能增加 （　　　）

A. 生活在高山低氧环境中　　　　　B. 骨髓功能破坏

C. 促红细胞生成素的作用　　　　　D. 糖皮质激素的作用

E. 雄激素的作用

4. 血清与血浆的主要区别在于血清缺乏 （　　　）

A. 纤维蛋白　　　B. 纤维蛋白原　　　C. 白蛋白

D. 血小板　　　E. 红细胞

5. 在 0.45% NaCl 溶液中，红细胞会发生 （　　　）

A. 形态不变　　　B. 膨胀　　　C. 皱缩

D. 部分破裂　　　E. 全部破裂

6. 影响红细胞沉降率大小的因素主要是红细胞的 （　　　）

A. 体积　　　B. 形态　　　C. 数量

D. 叠连　　　E. 表面积

7. 调节红细胞生成的主要体液因素是 （　　　）

A. 促红细胞生成素   B. 雌激素   C. 甲状腺激素

D. 生长激素   E. 肾素

8. 血液凝固中的内源性凝血途径与外源性凝血途径的主要差别在于（   ）

A. 凝血酶原激活物的形成过程

B. 凝血酶激活的过程

C. 纤维蛋白的形成过程

D. 有无血小板参与

E. 有无白细胞参与

9. 内源性凝血途径的始动因子是（   ）

A. 因子Ⅻ   B. 因子Ⅱ   C. 因子Ⅹ

D. 因子Ⅶ   E. 因子Ⅷ

10. 食物中缺乏 Fe^{2+} 时，会引起（   ）

A. 巨幼红细胞性贫血   B. 缺铁性贫血   C. 脾性贫血

D. 肾性贫血   E. 再生障碍性贫血

11. 再生障碍性贫血的主要原因是（   ）

A. 骨髓破坏   B. 蛋白质缺乏   C. 铁缺乏

D. 促红细胞生成素减少   E. 叶酸或维生素 B_{12} 缺乏

12. 在凝血过程中激活纤维蛋白原转变为纤维蛋白的凝血因子是（   ）

A. 因子Ⅲ a   B. 因子Ⅱ   C. 因子Ⅳ

D. 因子Ⅲ   E. 因子Ⅱ a

13. 关于白细胞功能的叙述，错误的是（   ）

A. 淋巴细胞参与特异性免疫作用

B. 单核细胞进入组织转变为巨噬细胞

C. 嗜酸粒细胞与过敏反应有关

D. 嗜酸粒细胞释放组胺、肝素等

E. 中性粒细胞可吞噬病原微生物

14. O 型血的红细胞膜上含有（   ）

A. A 抗原   B. B 抗原   C. A、B 抗原

D. 无 A、B 抗原   E. 无 A 抗原

15. Rh 阳性是指红细胞膜上含有（   ）

A. C 抗原   B. A 抗原   C. D 抗原

D. E 抗原　　　　　　　　　　E. B 抗原

16. 某人的红细胞与 B 型血的血清发生凝集，而其血清与 B 型血的红细胞不发生凝集，分析此人的血型为 （　　　）

A. A 型　　　　　　　　　B. B 型　　　　　　　　C. O 型

D. AB 型　　　　　　　　E. A 型或 AB 型

17. 某患者在胃大部分切除后，出现巨幼红细胞性贫血的原因是对以下哪 种物质吸收出现障碍 （　　　）

A. 蛋白质　　　　　　　B. 维生素 B_2　　　　　C. 维生素 B_{12}

D. 维生素 B_6　　　　　E. 维生素 K

18. Rh 阴性母亲，其胎儿若 Rh 阳性，胎儿易患 （　　　）

A. 血友病　　　　　　　B. 白血病　　　　　　　C. 红细胞增多症

D. 新生儿溶血病　　　　E. 夜盲症

19. 血小板减少导致皮肤出现紫癜的重要原因是 （　　　）

A. 血小板不易聚集　　　B. 血小板不易黏着　　　C. 血管收缩功能障碍

D. 凝血功能减弱　　　　E. 毛细血管壁完整性受损

20. 缺乏哪种维生素可导致凝血时间延长 （　　　）

A. 维生素 C　　　　　　B. 维生素 K　　　　　　C. 维生素 B_6

D. 维生素 B_{12}　　　　　E. 维生素 A

X 型题

1. 血清与血浆的区别在于前者 （　　　）

A. 缺乏纤维蛋白原　　　B. 含有大量的清蛋白

C. 缺乏某些凝血因子　　D. 增加了血小板释放的物质

E. 以上都不是

2. 小血管损伤后，生理止血过程包括 （　　　）

A. 受损的小血管收缩

B. 血小板血栓

C. 受损局部血液凝固形成血凝块

D. 血管壁修复、伤口愈合

E. 以上都对

3. 调节红细胞生成的物质是 （　　　）

A. 爆式促进因子　　　　　B. 促红细胞生成素　　　C. 雄激素

D. 生长激素　　　　　E. 甲状腺激素

4. 引起血沉加快的因素有（　　　）

A. 白细胞增多　　　　B. 血浆球蛋白增多　　C. 血浆白蛋白减少

D. 血浆纤维蛋白原增多　E. 血浆磷脂增多

5. 下列哪种情况能使试管中的血液延缓凝血（　　　）

A. 血液中加入草酸钾　　　　　　　　　　B. 加入肝素

C. 将血液置于有棉花的试管中　　　　　　D. 将试管置于冰水中

E. 将试管壁涂上石蜡油，再放入新鲜血液

6. 生理性抗凝物质有（　　　）

A. 草酸钾　　　　　　B. 蛋白质 C 系统　　C. 抗凝血酶

D. 肝素　　　　　　　E. 组织因子途径抑制物

四、简答题

1. 简述血浆渗透压的种类及意义？并用其作用原理解释溶血和水肿现象。

2. 简述红细胞沉降率及其影响因素。

3. 简述血液凝固的基本过程。

4. 简述内源性和外源性凝血途径的不同点。

5. 输血的基本原则是什么？

6. 简述血液凝固和红细胞凝集两者有何不同。

7. 简述 Rh 血型的分型及其临床意义。

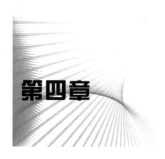

第四章

血 液 循 环

第一节　心 脏 生 理

1. 心肌细胞的分类　分为自律细胞（无收缩性）和工作细胞（无自律性）。其中自律细胞组成心脏的特殊传导系统，包括窦房结、房室交界区、房室束和普肯野纤维网等；工作细胞包括心房肌细胞和心室肌细胞。

2. 心室肌细胞的跨膜电位及其形成机制

（1）静息电位（RP）——K^+外流形成的平衡电位。

（2）动作电位（AP）——分为两个过程、五个时期。

$$\text{心室肌细胞的 AP}\begin{cases}\text{上升支（去极化过程）：0 期}\rightarrow Na^+\text{内流接近 }Na^+\text{的平衡电位。}\\[2pt]\text{下降支（复极化过程）}\begin{cases}\text{1 期（快速复极初期）：}K^+\text{外流所致。}\\\text{2 期（平台期，缓慢复极期）：}Ca^{2+}\text{内流与}\\\quad K^+\text{外流处于平衡。是心肌细胞区别于神经}\\\quad\text{细胞和骨骼肌细胞动作电位的主要特征。}\\\text{3 期（快速复极末期）：}K^+\text{外流增多所致。}\\\text{4 期（静息期）}\end{cases}\end{cases}$$

3. 心室肌细胞与窦房结细胞跨膜电位的不同点。

	静息期	阈电位	0 期去极化速度	0 期结束时膜电位值	膜电位分期	4 期
心室肌细胞	静息电位值-90mV	-70mV	迅速	+30mV	0、1、2、3、4	稳定
窦房结细胞	最大舒张电位-60 mV	-40mV	缓慢	0mV	0、3、4	自动去极化

4. 心室肌细胞与快反应自律细胞（普肯野纤维网）膜电位的不同点

快反应自律细胞 4 期缓慢去极化（起搏电流由 Na^+ 内流逐渐增强、K^+ 外流逐渐衰减形成）。

5. 心肌的生理特性

（1）自律性：窦房结细胞的自律性最高，称为起搏细胞，是心脏的正常起搏点。潜在起搏点的自律性由高到低顺序为：房室交界区→房室束→普肯野纤维网。

心肌细胞自律性的高低取决于 4 期自动去极化的速度，同时还受最大舒张电位和阈电位差距的影响。

窦性心律：由窦房结控制的心跳节律。

异位心律：由异位起搏点控制的心跳节律。

（2）传导性：心肌细胞之间通过闰盘连接，使心脏在功能上形成一合胞体。动作电位以局部电流的方式在细胞间传导。

传导途径：窦房结、心房肌、房室交界区、房室束及左右束支、普肯野纤维网、心室肌。

传导速度：房室交界区传导速度慢，形成房-室延搁，使心室的收缩发生在心房收缩之后，从而保证心室足够的血液充盈和完成射血功能。

（3）兴奋性：动作电位过程中心肌兴奋性的周期性变化。

	有效不应期		相对不应期	超常期
	绝对不应期	局部反应期		
电位变化	0 期→3 期复极到-55mv	-55～-60mv	-60～-80mv	-80～-90mv
动作电位	无论任何刺激，均不能产生动作电位	强刺激可以引起局部电位，不能产生动作电位	阈上刺激能够产生动作电位	阈下刺激即可产生动作电位
兴奋性	零	极低	低于正常	高于正常

特点：有效不应期较长，相当于整个收缩期和舒张早期，因此心肌不会发生强直收缩，以保证心肌收缩和舒张活动交替进行。

期前收缩和代偿间歇：心室肌在有效不应期之后，下一次窦房结兴奋到达之前，受到一次额外刺激，可提前产生一次兴奋和收缩，称期前收缩（早搏）。由于期前收缩也有自己的有效不应期，因此期前收缩后往往会出现一段较长的心室舒张期，称为代偿间歇。

（4）收缩性：

其特点有：

1）同步收缩。

2）不发生强直收缩。

3）对细胞外液 Ca^{2+} 的依赖性大。

6. 心动周期与心率

（1）心动周期：心房或心室每收缩和舒张一次所经历的时间（即：一次心跳的时间）。

（2）心率：每分钟心跳的次数。正常成人安静时，为 60~100 次/分钟。

（3）心率与心动周期的关系：心率与心动周期呈反比（即：心率快，心动周期短；心率慢，心动周期长）。

（4）在一个心动周期中，无论是心房还是心室，舒张期均较收缩期长，使心脏有充分的充盈和足够的休息时间，保证心脏长期工作而不发生疲劳。临床实践中，各种疾病引起的心率过快，均会导致心脏充盈量和休息时间的减少，严重时甚至会导致心力衰竭，故必须采取相应措施减慢心率。

7. 心脏的泵血过程（以左心室为例）

总结：

（1）心室射血的动力：心室肌收缩所造成的室内压急剧增高，超过动脉压。

（2）心室充盈的主要原因

1）心室肌的舒张所引起室内压降低的低压抽吸作用（75%）。

2）心房收缩（25%）。

心脏的泵血过程
- 心室的收缩与射血过程（0.3s）
  - 等容收缩期：房内压<室内压<动脉压（房室瓣和动脉瓣均关闭；血液存留于心室；心室容积不变）
  - 射血期：房内压<室内压>动脉压（房室瓣关闭，动脉瓣开放；血液由心室→动脉；心室容积减小）
- 心室的舒张与充盈过程（0.5s）
  - 等容舒张期：房内压<室内压<动脉压（房室瓣和动脉瓣均关闭；血液存留于心房；心室容积不变）
  - 充盈期：房内压>室内压<动脉压（房室瓣开放，动脉瓣关闭；血液由心房→心室；心室容积增大）
  - 房缩期：房内压>室内压<动脉压（心室舒张的最后0.1s）（房室瓣开放，动脉瓣关闭；血液由心房→心室；心室容积增大）

8. 心脏泵血功能的评定

（1）每搏输出量和射血分数

每搏输出量（简称搏出量）：是指一侧心室每收缩一次所射出的血量。

射血分数：是指搏出量与心室舒张末期容积的百分比（其是临床评定心功能的重要指标之一）。

（2）每分输出量和心指数

每分输出量（简称心输出量）：是指每分钟一侧心室收缩所射出的血量（即：心输出量＝搏出量×心率）。

心指数：是指以单位体表面积（m^2）计算的心输出量。

9. 心脏做功量

（1）每搏功（简称搏功）：是指心室一次收缩射血所做的功，亦即心室完成一次心搏所做的机械外功。

（2）每分功（简称分功）：是指心室每分钟内收缩射血所做的功，亦即心室完成每分输出量所做的机械外功。每分功＝每搏功×心率。

10. 心力储备　心输出量能随机体代谢需要而增长的能力称为心脏泵血

功能储备，或称心力储备。心力储备的大小取决于心率储备和搏出量储备的大小和匹配程度。

11. 影响心输出量的因素 心输出量是搏出量与心率的乘积，凡影响搏出量或心率的因素，均可影响心输出量。

（1）搏出量：在心率不变的情况下，搏出量的多少取决于前负荷、后负荷和心肌的收缩力。

1）前负荷（容量负荷）：是指心室肌收缩前所承受的负荷（其主要影响因素为静脉回心血量）。

如果静脉血回心速度过快、量过多，易造成心肌收缩力减弱。因此，在静脉输液时，应根据不同年龄、体质、病情等严格控制输液的速度和量，防止心力衰竭的发生。

2）后负荷（压力负荷）：是指心肌开始收缩时所遇到的阻力（其主要影响因素为动脉血压）。

在临床上，高血压患者若不用降压药物治疗，动脉血压持续处于高水平，心室肌长期加强收缩，将导致心室肌肥厚等病理性变化，最终可导致心衰。

3）心肌的收缩力：是指心肌在不依赖前、后负荷而改变其力学活动的内在特性。

（2）心率：

心率在（40~180）次/分钟时，心率越快，心输出量也会相应升高；

心率低于 40 次/分钟或超过 180 次/分钟时，均会使心输出量下降。

12. 第一心音与第二心音的比较：

心音	标志	心音特点	形成的主要原因
第一心音	心室收缩的开始	音调较低，历时较长	心室肌的收缩，房室瓣的关闭
第二心音	心室舒张的开始	音调较高，历时较短	心室肌的舒张，动脉瓣的关闭

13. 正常心电图各波段及其生理意义

（1）P 波：反映左、右心房的去极化过程。

（2）QRS 波群：反映左、右心室的去极化过程。

（3）T 波：反映左、右心室的复极化过程。

（4）P-R 间期：是指从 P 波起点到 QRS 波群起点之间的时间。

（5）Q-T 间期：是指从 QRS 波群起点到 T 波终点的时间，反映心室去极化和复极化的总时间。

（6）ST 段：从 QRS 波群终点到 T 波起点之间的线段，反映心室各部分均处于去极化状态。

第二节　血管生理

1. 各类血管的功能特点

（1）弹性贮器血管（大动脉）：缓冲收缩压、维持舒张压和减小脉压。

（2）分配血管（中动脉）：将血液输送至各器官组织。

（3）阻力血管（小/微动脉、微静脉）：构成主要的外周阻力，维持动脉血压。

（4）交换血管（真毛细血管）：是血液与组织液之间进行物质交换的场所。

（5）容量血管（静脉）：具有血液储存库的作用。

2. 动脉血压

（1）概念：是指动脉血管内流动的血液对单位面积动脉管壁的侧压力（动脉血压一般指主动脉压，因大动脉的血压变化较小，故通常用肱动脉压来代表）。

收缩压：是指心室收缩时，主动脉血压升高所达到的最高值。正常成人安静时为 100~120mmHg。

舒张压：是指心室舒张时，主动脉血压降低所达到的最低值。正常成人安静时为 60~80mmHg。

脉搏压（简称脉压）：是指收缩压与舒张压的差值。正常成人安静时为 30~40mmHg。

（2）形成

前提条件：足够的血液充盈。

基本因素 $\begin{cases} \text{心室收缩射血} \\ \text{外周阻力} \end{cases}$

缓冲作用：大动脉管壁的弹性。

（3）影响因素

1）循环血量与血管容积：主要影响收缩压和平均动脉压。

2）搏出量：主要影响收缩压。

3）心率：主要影响舒张压。

4）外周阻力：主要影响舒张压（最重要因素）。

5）大动脉管壁的弹性：主要影响脉压。

（4）动脉脉搏（简称脉搏）：在一个心动周期中，动脉血压发生周期性的变化，引起动脉管壁的节律性波动（桡动脉是临床上常用的检查部位）。

3. 静脉血压分为 中心静脉压和外周静脉压。

（1）中心静脉压（CVP）：是指右心房和胸腔内大静脉的血压，正常值为 $4 \sim 12 cmH_2O$。它的高低取决于心脏射血能力和静脉回心血量之间的相互关系。中心静脉压升高常见于输液过多过快或心功能不全。

（2）外周静脉压：是指各器官的静脉血压。

4. 影响静脉回流的因素：

（1）心肌的收缩力；

（2）骨骼肌的挤压作用；

（3）重力和体位；

（4）呼吸运动；

（5）体循环平均充盈压；

5. 微循环 是指微动脉和微静脉之间的血液循环，是血液与组织细胞进行物质交换的场所。

通路：

（1）迂回通路（营养通路）：

组成：血液从微动脉→后微动脉→毛细血管前括约肌→真毛细血管→微静脉的通路。

作用：是血液与组织细胞进行物质交换的主要场所。

（2）直捷通路：

组成：血液从微动脉→后微动脉→通血毛细血管→微静脉的通路。

作用：保证静脉回心血量（此通路在骨骼肌中较为多见）。

（3）动-静脉短路：

组成：血液从微动脉→动-静脉吻合支→微静脉的通路。

作用：调节体温（此途径皮肤分布较多）。

6. 组织液

（1）组织液是血浆从毛细血管壁滤出而形成的（除蛋白质较少外，其他成分与血浆相似）。

（2）生成动力：有效滤过压。

有效滤过压 = （毛细血管血压+组织液胶体渗透压）−（血浆胶体渗透压+组织液静水压）

（3）影响组织液生成和回流的因素：

1）毛细血管血压：如右心衰竭/炎症→毛细血管血压↑→有效滤过压↑→组织液生成↑（水肿）。

2）组织液胶体渗透压：如过敏反应/烧伤→毛细血管的通透性↑→部分血浆蛋白渗出毛细血管→组织液胶体渗透压↑→有效滤过压↑→组织液生成↑（水肿）。

3）血浆胶体渗透压：如营养不良/严重肝肾疾病→体内血浆蛋白↓→血浆胶体渗透压↓→有效滤过压↑→组织液生成↑（水肿）。

4）静脉和淋巴回流：如丝虫病/肿瘤压迫→淋巴回流受阻→组织液回流减少→局部水肿。

第三节　心血管活动的调节

1. 心脏的神经支配及其作用：

（1）心交感神经：可导致心率加快、心房肌和心室肌的收缩能力加强、房室交界区的传导加快。这些效应分别称为正性变时作用、正性变力作用和正性变传导作用。

（2）心迷走神经：可导致心率减慢、心房肌收缩能力减弱、心房肌不应期缩短、房室传导速度减慢。这些效应分别称为负性变时作用、负性变力作用和负性变传导作用。

2. 血管的神经支配

（1）交感缩血管神经：节后神经纤维释放的递质为去甲肾上腺素。血管平滑肌细胞有 α 和 β 两类受体。去甲肾上腺素与 α 受体结合，可导致血管平滑肌收缩；与 β 受体结合，则导致血管平滑肌舒张。正常情况是去甲肾上腺素与 α 结合能力较 β 受体更强，引起的主要是缩血管效应。

（2）舒血管神经纤维：

1）交感舒血管神经：末梢释放的递质为乙酰胆碱，与血管平滑肌 M 受体结合，引起舒血管效应。

2）副交感舒血管神经：末梢释放的递质为乙酰胆碱，与血管平滑肌 M 受体结合，引起舒血管效应。

3. 心血管活动的基本中枢在延髓。

4. 压力感受性反射（又称为降压反射、窦弓反射）

（1）基本过程：动脉血压↑→刺激颈动脉窦和主动脉弓压力感受器→经窦神经、舌咽神经和迷走神经将冲动传向中枢延髓孤束核→通过心血管中枢的整合作用→心迷走神经兴奋、心交感神经和交感缩血管神经抑制→心输出量↓、外周阻力↓→动脉血压↓。

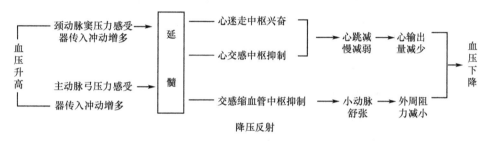

降压反射

（2）特点：

1）窦内压在 60~180mmHg 范围内，压力感受器传入冲动的频率与窦内压呈正比。当颈动脉窦内压力低于 60mmHg 时，压力感受器没有传入冲动；当窦内压力超过 180mmHg 时，压力感受器的兴奋已接近饱和，传入冲动不再增加。

2）颈动脉窦压力感受器对急剧搏动性压力变化比对非搏动性压力变化更加敏感。

3）正常情况下，颈动脉窦压力感受器的活动比主动脉弓压力感受器的活动要强。

（3）生理意义：是一种典型的负反馈调节。压力感受性反射在心输出量、外周血管阻力、血量等发生突然变化的情况下，对动脉血压进行快速调节的过程中起重要的作用，使动脉血压不致发生过大的波动。

5. 颈动脉体和主动脉体化学感受性反射　主要是使呼吸加深加快。在平时，对心血管活动和血压并不起明显的调节作用；在低氧、窒息、失血、动脉血压过低和酸中毒等情况下则参与对心血管活动的调节。

6. 心肺感受器引起的心血管反射　效应是交感紧张降低、心迷走紧张加强，导致心率减慢、心排出量减少、外周血管阻力降低，故血压下降。

7. 肾上腺素和去甲肾上腺素：

	去甲肾上腺素	肾上腺素
心脏（β_1）	心脏活动加强但常被压力感受性反射掩盖	心脏活动加强
血管（α、β_2）	血管收缩，外周阻力增加	皮肤、肾、胃肠血管收缩，骨骼肌、肝脏、脑血管舒张，血液重新发布，外周阻力变化不大
整体	血压升高（升压药）	心脏活动加强（强心药）

8. 肾素-血管紧张素-醛固酮系统中血管紧张素 II 的作用：

（1）使全身微动脉、微静脉收缩，血压升高，回心血量增多；

（2）增加交感缩血管纤维递质释放量；

（3）使交感缩血管中枢紧张；

（4）刺激肾上腺合成和释放醛固酮；

（5）引起或增强渴觉、导致饮水行为。

9. 心房钠尿肽　心搏出量减少、心率减慢、外周血管舒张；引起肾脏排水、排钠增多。

10. 局部体液调节因素　激肽、组胺、组织代谢产物等调节局部血流量。

巩固练习，决胜考场

一、名词解释

1. 心动周期

2. 每搏输出量

3. 心输出量

4. 心率

5. 房室延搁

6. 心音

7. 期前收缩

8. 中心静脉压

9. 微循环

10. 窦性节律

11. 异位节律

12. 舒张压

13. 动脉血压

14. 后负荷

二、填空题

1. 正常成人安静时，心率为_____，呼吸频率为_____。

2. 在临床上，心音听诊时，将第一心音作为_____期开始的标志，其特点为_____；将第二心音作为_____期开始的标志，其特点为_____。

3. 心输出量等于_____与_____的乘积。

4. 心肌的前负荷是_____，后负荷是_____。

5. 心室收缩射血，室内压_____动脉压；房室瓣_____，动脉瓣_____；血液由_____流向_____；心室容积_____。

6. 心脏的工作细胞是指_____和_____。

7. _____自律性最高，被称为心脏正常_____。

8. 心肌的生理特性包括_____、_____、_____和_____。

9. 心室充盈量的 2/3 是靠_____的舒张，1/3 是靠_____的收缩。

10. 心脏活动的正常起搏点在_____，其他自律细胞称为_____起搏点。

11. 兴奋由心房向心室传导的过程中，在_____处速度较慢，使心室的兴奋明显滞后于心房，这称为_____。

12. 在一个心动周期中，心室容积保持相对不变的时期是_____和_____。

13. 正常成人安静时，收缩压为_____，舒张压为_____，脉压为_____，记录方式为_____。

14. 组织液生成的有效滤过压 = _____。

15. 动脉血压形成的前提条件是_____，动脉血压形成的基本因素是_____和_____。

16. 微循环是指_____和_____之间的血液循环。

17. 最基本的心血管中枢位于_____。

三、选择题

A 型题

1. 在一个心动周期中，左心室压力升高速度最快的是（　　　）

A. 心房收缩期　　　　　B. 减慢射血期　　　　　C. 快速射血期

D. 等容收缩期　　　　　E. 等容舒张期

2. 房室瓣开放的时期是（　　　）

A. 等容舒张期末　　　　B. 心室收缩期初　　　　C. 等容舒张期初

D. 等容收缩期末　　　　E. 等容收缩期初

3. 主动脉瓣关闭的时期（　　　）

A. 快速射血期开始　　　B. 快速充盈期开始　　　C. 等容舒张期开始

D. 等容收缩期开始　　　E. 减慢充盈期开始

4. 心动周期中，心室充盈的主要原因是（　　　）

A. 骨骼肌的挤压作用加速静脉回流　　　B. 血液依赖地心引力而回流

C. 心房收缩的挤压作用　　　　　　　　D. 胸内负压促进静脉回流

E. 心室舒张引起的低压抽吸作用

5. 心输出量是指（　　　）

A. 每分钟一侧心房所射出的血量

B. 每分钟一侧心室所射出的血量

C. 每分钟两侧心室所射出的血量

D. 一侧心室每收缩一次所射出的血量

E. 一侧心房每收缩一次所射出的血量

6. 心肌的前负荷是指（　　　）

A. 心室收缩末期容积或压力　　　　　B. 心室舒张末期容积或压力

C. 心房舒张末期容积或压力　　　　　D. 心房收缩末期容积或压力

E. 中心静脉压

7. 心肌的后负荷是指（　　　）

A. 动脉血压　　　　　　B. 外周阻力　　　　　C. 循环血量

D. 血液黏滞性　　　　　E. 中心静脉压

8. 第一心音产生的主要原因是（　　　）

A. 动脉瓣关闭引起的振动

B. 动脉瓣开放引起的振动

C. 房室瓣开放，心室充盈引起的振动

D. 房室瓣关闭，引起心室壁振动

E. 心房收缩引起心室壁振动

9. 第二心音产生的主要原因是（　　　）

A. 心室收缩时，血液冲击动脉瓣引起的振动

B. 心房收缩引起心室壁振动

C. 心室收缩，动脉瓣突然开放时的振动

D. 心室舒张，动脉瓣迅速关闭时的振动

E. 心室收缩时，血液射入大动脉时冲击管壁的振动

10. 心肌不会发生强直收缩的原因是（　　　）

A. 心肌是功能上的合胞体

B. 心肌肌浆网不发达，Ca^{2+}储存少

C. 心肌的有效不应期特别长

D. 心肌有自律性，会自动节律收缩

E. 心肌呈"全或无"收缩

11. 房室延搁的生理意义是（　　　）

A. 使心室肌不会产生完全强直收缩　　　B. 有利于心室充分充盈

C. 使心室肌有效不应期延长　　　　　　D. 增强心肌收缩力

E. 使心室肌动作电位幅度增加

12. 兴奋在心脏内传导最易发生阻滞的部位是（　　　）

A. 心室　　　　　　　　B. 房室束　　　　　　　　C. 心房

D. 浦肯野纤维网　　　E. 房室交界区

13. 心室肌细胞与浦肯野细胞动作电位的主要区别是（　　　）

A. 0 期去极化的速度与幅度不同　　　B. 1 期复极化的速度不同

C. 平台期复极化的机制不同　　　　　D. 3 期复极化的机制不同

E. 4 期自动去极化的有无

14. 关于心室肌细胞动作电位的离子基础，错误的叙述是（　　　）

A. 0 期主要是 Na^+ 外流　　　　　　B. 1 期主要是 K^+ 外流

C. 2 期主要是 Ca^{2+} 内流与 K^+ 外流　　　D. 3 期主要是 K^+ 外流

E. 4 期有 K^+ 外流

15. 期前收缩之后出现代偿性间歇的原因是（　　　）

A. 窦房结的节律性兴奋延迟发放

B. 窦房结的节律性兴奋少发放一次

C. 窦房结的节律性兴奋传出速度大大减慢

D. 室性期前收缩的有效不应期特别长

E. 窦房结发出的兴奋，恰巧落在心室期前收缩的有效不应期内

16. 关于微动脉错误的描述是（　　）

A. 在调节动脉压中起主要作用

B. 在调节器官血流量中起主要作用

C. 管壁厚度和管腔直径的比值比中动脉的大

D. 收缩时组织液的生成量减少

E. 管壁平滑肌的张力完全受局部代谢产物调节

17. 关于人体内多数血管的神经支配，描述正确的是（　　）

A. 多数血管只接受交感缩血管神经纤维的单一支配

B. 多数血管只接受交感舒血管神经纤维的单一支配

C. 多数血管既有缩血管纤维也有舒血管纤维支配

D. 多数血管接受血管活性肠肽神经元的支配

E. 多数血管接受副交感舒血管神经支配

18. 阻力血管主要是（　　）

A. 大动脉　　　　　　B. 小动脉及微动脉　　　　　C. 毛细血管

D. 中静脉　　　　　　E. 大静脉

19. 容量血管指的是（　　）

A. 大动脉　　　　　　B. 微动脉　　　　　　　　　C. 肺动脉

D. 主动脉脉　　　　　E. 静脉

20. 心室肌细胞的动作电位不同于神经纤维的主要特征是（　　）

A. 0 期　　　　　　　B. 复极 1 期　　　　　　　　C. 复极 3 期

D. 2 期　　　　　　　E. 有 4 期自动去极化

21. 大失血时，引起血压下降的主要原因是（　　）

A. 心率减慢　　　　　　　　　　　　　　　　B. 外周阻力减小

C. 大动脉管壁弹性减弱　　　　　　　　　　　D. 搏出量减少

E. 循环血量减少

22. 迷走神经对心脏的作用是（　　）

A. 心率减慢，传导加快，而不应期缩短

B. 心率减慢，传导慢，而不应期延长

C. 心率减慢，传导慢，而不应期缩短

D. 心率快，传导慢，而不应期缩短

E. 心率快，传导加快，而不应期缩短

23. 生成组织液的有效滤过压为（　　　）

A.（毛细血管血压+血浆胶体渗透压）－（组织液胶体渗透压+组织液静水压）

B.（毛细血管血压+组织液胶体渗透压）－（血浆胶体渗透压+组织液静水压）

C.（毛细血管血压+组织液静水压）－（血浆胶体渗透压+组织液胶体渗透压）

D.（血浆胶体渗透压+组织液胶体渗透压）－毛细血管血压

E. 血浆胶体渗透压－（毛细血管血压+组织液静水压）

24. 久病卧床，突然站立会引起（　　　）

A. 贫血　　　　　　　　　B. 心迷走中枢紧张性增高

C. 心交感中枢紧张性降低　　D. 回心血量突然减少

E. 交感缩血管中枢紧张性降低

25. 当血浆蛋白显著减少时，引起水肿的主要原因是（　　　）

A. 血浆晶体渗透压下降　　　B. 有效滤过压下降

C. 毛细血管壁通透性增加　　D. 醛固酮分泌减少

E. 血浆胶体渗透压下降

26. 中心静脉压的正常值为（　　　）

A. $4 \sim 10 cmH_2O$　　　　B. $4 \sim 12 cmH_2O$　　　　C. $4 \sim 14 cmH_2O$

D. $4 \sim 16 cmH_2O$　　　　E. $4 \sim 18 cmH_2O$

27. 会使中心静脉压升高的是（　　　）

A. 血容量增加　　　　B. 周身血管舒张　　　　C. 静脉回心血量减少

D. 心脏射血能力增强　　E. 循环血量减少

28. 关于静脉血压，错误的叙述是（　　　）

A. 站立时颅内静脉窦的压力低于大气压

B. 正常成人在立正静止状态下，足背静脉压和主动脉平均压几乎相等

C. 深吸气时中心静脉压升高

D. 中心静脉压的高低与心脏的射血能力可能有关

E. 足背静脉压在行走时比立正不动时低

29. 有关真毛细血管，描述错误的是（　　　）

A. 真毛细血管管壁很薄

B. 真毛细血管内血流缓慢

C. 真毛细血管管壁的通透性大

D. 真毛细血管是血液和组织液进行物质交换的场所

E. 安静时，骨骼肌中大约有 80% 的真毛细血管处于开放状态

30. 关于微循环直捷通路，下列叙述中错误的是（　　　）

A. 直捷通路经常处于开放状态

B. 直捷通路血流速度较快

C. 直捷通路主要功能不是进行物质交换

D. 直捷通路在皮肤中较多见

E. 直捷通路主要功能是使一部分血液迅速通过微循环而进入静脉

31. 关于减压反射，以下描述错误的是（　　　）

A. 减压反射也称为颈动脉窦和主动脉弓压力感受性反射

B. 减压反射在平时安静状态下不起作用

C. 减压反射是一种负反馈调节机制

D. 压力感受器对搏动性的压力变化更加敏感

E. 当动脉压突然升高时，反射活动加强，导致血压回降

32. 下列物质中，升血压作用最强的是（　　　）

A. 血管紧张素 I　　　B. 血管紧张素 II　　　C. 肾素

D. 肾上腺素　　　　　E. 缓激肽

33. 肾上腺素的作用不包括（　　　）

A. 心肌收缩力增强　　B. 心率加快　　　　C. 内脏和皮肤血管收缩

D. 骨骼肌血管舒张　　E. 支气管平滑肌收缩

34. 关于冠脉血流量，错误的叙述是（　　　）

A. 冠脉血流量在心室收缩期少，舒张期多

B. 冠脉血流量占心输出的 4%~5%

C. 动脉舒张压升高，冠脉血流量增多

D. 冠脉血流量在心肌缺氧时减少

E. 血管紧张素 II 能使冠脉血流量减少

35. 维持动脉血压的相对稳定的因素是（　　　）

A. 牵张反射

B. 颈动脉体和主动脉体的化学感受器反射

C. 颈动脉窦和主动脉弓的压力感受性反射

D. 心肺感受器引起的心血管反射

E. 脑缺血引起的反射

X 型题

1. 等容收缩期的特点是（　　　）

A. 心室容积不发生改变

B. 室内压下降速度最快

C. 房室瓣和动脉瓣均处于关闭状态

D. 室内压低于动脉压

E. 室内压达到最高值

2. 描述正常成人安静时每搏输出量，正确的是（　　　）

A. 等于每分输出量与心率的乘积

B. 左心室每搏输出量明显大于右心室

C. 指一次心跳两侧心室射出的血量

D. 为 60~80ml

E. 每搏输出量的大小与心室舒张末期容积相适应

3. 影响心室每搏输出量因素包括（　　　）

A. 心室收缩时容积缩小的程度　　B. 心肌纤维缩短的速度

C. 心肌收缩产生张力的速度　　　D. 后负荷的大小

E. 前负荷的大小

4. 关于心力储备，以下描述正确的是（　　　）

A. 是指心输出量随机体代谢需要而增加的能力

B. 包括收缩期储备和舒张期储备以及心率储备

C. 舒张期储备比收缩期储备要大得多

D. 交感系统活动增强时，主要动用心率储备以及舒张期储备

E. 正常人均有一定的心力储备

5. 下列各种因素中，能使心脏每搏输出量增加的有（　　　）

A. 在一定范围内心率加快　　　　B. 动脉血压适当降低

C. 交感神经兴奋　　　　　　　　D. 在一定范围内心室舒张末期容积增加

E. 心肌收缩力增强

6. 与心输出量有关的因素有（　　　）

A. 心肌的收缩能力　　　　　B. 后负荷　　　　　　C. 前负荷

D. 瓣膜的功能状态　　　　　E. 心率

7. 第一心音的特点是（　　　）

A. 音调高，持续时间短　　　B. 音调高，持续时间长

C. 音调低，持续时间短　　　D. 音调低，持续时间长

E. 在心尖处听得最清楚

8. 弹性贮器血管是指（　　　）

A. 主动脉　　　　　　　　　B. 肺动脉　　　　　　C. 小动脉和微动脉

D. 毛细血管　　　　　　　　E. 静脉血管

9. 对血压叙述正确的是（　　　）

A. 血压是血管中流动的血液对单位面积血管壁的侧压力

B. 血压形成与心脏射血和外周阻力有关

C. 与心脏泵血时，血液获得的压强能有关

D. 靠近心室的血管压力较高，靠近心房的血管压力较低

E. 一般临床所讲的血压是指中心静脉压

10. 中心静脉压升高见于（　　　）

A. 输液或输血　　　　　　　B. 静脉回心血量多　　C. 卧位转为立体

D. 深吸气　　　　　　　　　E. 心脏射血功能减退时

11. 直捷通路的特点包括（　　　）

A. 血流速度快　　　　　　　B. 主要不是完成物质交换功能

C. 平时处于关闭状态　　　　D. 调节回心血量有意义

E. 可以调节体温

12. 对血管的神经支配，以下描述错误的是（　　　）

A. 绝大多数血管受交感神经支配

B. 缩血管神经都是交感神经

C. 一般血管的舒张是交感舒血管神经和副交感舒血管神经共同作用的
　　结果

D. 舒血管神经都是副交感神经

E. 副交感舒血管神经对循环血量调节作用很小

13. 有关心血管中枢的叙述，正确的是（　　　）

A. 从脊髓到大脑都有调节心血管活动的中枢

B. 基本中枢在延髓

C. 丘脑是一个十分重要的调节心血管功能的整合部位

D. 大脑，尤其是边缘系统也影响心血管活动

E. 它的作用是通过反射来完成的

14. 对血管升压素的描述，以下正确的是（　　　）

A. 又称抗利尿激素

B. 在下丘脑合成，于神经垂体释放

C. 血中浓度与进水量有关

D. 收缩血管作用较强，对正常情况下的血压调节有重要意义

E. 浓度高时，既促进肾小管对水重吸收，又使血管收缩

15. 影响动脉血压的因素主要有（　　　）

A. 心率　　　　　　　　B. 循环血量　　　　　　C. 外周阻力

D. 每搏输出量　　　　　E. 大动脉壁弹性

16. 使中心静脉压升高的因素有（　　　）

A. 淋巴回流减少　　　　　B. 右心室射血功能减弱

C. 骨骼肌活动减少　　　　D. 容量血管舒张

E. 输血或输液过多

17. 参与心血管活动调节的压力感受器是（　　　）

A. 颈动脉窦　　　　　　　B. 颈动脉体　　　　　　C. 主动脉弓

D. 主动脉体　　　　　　　E. 支配心脏的游离神经末梢

18. 对于心肌细胞有效不应期的叙述正确的是（　　　）

A. 是指动作电位去极相开始到膜内电位恢复到 0mV 时的一段时间

B. 是指动作电位去极相开始到膜内电位恢复到 +30mV 时的一段时间

C. 是指动作电位去极相开始到膜内电位恢复到 −55mV 时的一段时间

D. 是指动作电位去极相开始到膜内电位恢复到 −60mV 时的一段时间

E. 在有效不应期内，不论多强的刺激也不能使肌膜产生动作电位

四、简答题

1. 何为心动周期？在一个心动周期中，心房和心室的活动是怎样的？心率增加对心动周期有何影响？

2. 试述评定心脏泵血功能的主要指标及它们的生理意义。

3. 第一心音和第二心音是怎样产生的？各有何特点？

4. 心肌细胞在一次兴奋后，兴奋性会有何变化？

5. 试述正常心脏兴奋传导的途径及特点，及房-室延搁的生理意义。

6. 动脉血压是如何形成的？

7. 试述影响动脉血压的因素。

8. 哪些因素可以影响静脉回心血量？

9. 何谓微循环？它有哪些血流通路？

10. 试述组织液的生成及影响因素。

11. 心脏受哪些神经支配？各有何生理作用？

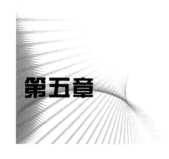

第五章

呼　吸

第一节　肺　通　气

1. 呼吸　是指机体与外界环境间的氧气和二氧化碳的气体交换过程。

2. 呼吸包括三个环节　外呼吸、气体在血液中的运输和内呼吸。外呼吸又分为肺通气和肺换气。

3. 肺通气的动力　包括原动力和直接动力。原动力是呼吸肌的收缩和舒张活动，直接动力是肺内压与大气压之差。

4. 呼吸运动　是指呼吸肌的收缩和舒张引起胸廓的节律性扩大和缩小。

（1）按参与的呼吸肌不同分为：胸式呼吸、腹式呼吸和混合式呼吸。

（2）按呼吸频率的不同可分为：平静呼吸和用力呼吸。

平静呼吸：吸气肌（膈肌和肋间外肌）收缩→胸廓扩大→肺扩张→肺内压↓（<大气压）→气体入肺，完成吸气；吸气肌（膈肌和肋间外肌）舒张→胸廓回缩→肺缩小→肺内压↑（>大气压）→气体出肺，完成呼气。

用力呼吸：吸气时除膈肌和肋间外肌收缩外，其他辅助吸气肌也参与收缩；用力呼气时，膈肌和肋间外肌舒张，呼气肌也参与收缩。

平静吸气是主动过程，平静呼气是被动过程；而用力吸气和呼气都是主动过程。

5. 正常成人安静时的呼吸频率为 12~18 次/分；用力呼吸时，呼吸幅度增加，频率加快。

6. 胸膜腔负压的成因和生理意义：

成因：胸膜腔负压是由肺的回缩力造成的，随着呼吸运动，可发生变化。吸气时，肺被扩张，肺的回缩力增大，胸膜腔内负压增大；呼气时，肺缩小，肺的回缩力减小，胸膜腔内负压也减少。

生理意义：

（1）保持肺的扩张状态，维持肺的正常扩张运动；

（2）促进静脉血和淋巴液的回流。

7. 肺通气阻力　是指肺通气过程中所遇到的阻力，包括弹性阻力和非弹性阻力。

非弹性阻力主要是气道阻力。气道阻力主要受气道口径的影响，与口径的四次方成反比。

8. 肺泡表面活性物质的作用和意义：

（1）降低肺泡表面张力，减小吸气阻力，防止肺不张；

（2）防止肺水肿，维持肺泡容积的稳定。

9. 衡量肺通气功能的主要指标　有 2 个：肺活量和用力呼气量。但评价肺通气功能的较好指标是用力呼气量。

10. 肺通气量

名词	概念	意义
每分通气量	每分钟吸入或呼出的气体总量，也称肺通气量	反映安静状态下，肺的通气量
最大通气量	尽力作深快呼吸时，每分钟吸入或呼出的气体量	反映肺通气能力储备
肺泡通气量	每分钟吸入肺泡并能与血液进行有效交换的新鲜气体量	反映肺通气效率

第二节　气体交换

1. 气体交换的动力是气体分压差。

2. 气体的交换包括肺换气和组织换气：

	肺换气	组织换气
过程	O_2 从肺泡扩散到静脉血中	O_2 从动脉血扩散到组织中
	CO_2 从静脉血向肺泡扩散	CO_2 从组织向血液扩散
结果	静脉血变成动脉血	动脉血变成静脉血

3. 影响肺换气的因素　肺泡气体分压、气体分子扩散系数、呼吸膜和通气/血流比值。

通气/血流比值是指肺泡通气量与肺血流量的比值。

影响因素	对肺换气的影响	实例
肺泡气体分压	当肺泡气体分压使气体分压差减小时，气体扩散减慢，引起动脉血 PO_2 降低，PCO_2 升高	登山、高空飞行；阻塞性肺疾病
气体分子扩散系数	CO_2 的扩散系数是 O_2 的 20 倍，肺泡气 CO_2 实际扩散速率是 O_2 的两倍	呼吸膜或通气/血流比值异常时，主要表现为缺 O_2，CO_2 潴留少见
呼吸膜	厚度增加，气体扩散减慢；面积减小，气体扩散减少，导致动脉血 PO_2 降低，PCO_2 升高	肺淤血、肺水肿、肺纤维化；肺实变、肺不张等
通气/血流比值	通气/血流比值增大，肺泡无效腔增大；通气/血流比值减小，动-静脉短路增加，动脉血 PO_2 降低，PCO_2 升高，以前者为主	肺动脉栓塞；肺不张、支气管痉挛；肺气肿

第三节　气体在血液中的运输

1. 氧气和二氧化碳的运输方式　有两种：物理溶解和化学结合（主要）。

2. 氧气主要以氧合血红蛋白形式运输。

3. 发绀　当体表毛细血管中血液的去氧血红蛋白含量达到 50g/L 以上时，皮肤、黏膜呈暗紫色的现象称为发绀。发绀可视为缺氧的体征，但是当严重贫血 Hb 含量不足 50g/L 时，则可不出现发绀，红细胞增多症的患者在不缺氧的情况下也会有发绀。一氧化碳中毒时形成 HbCO，患者虽缺氧但皮肤、黏膜呈现樱桃红色。

4. 血红蛋白氧容量　是指每升血液中 Hb 所能结合 O_2 的最大量；血红蛋白氧含量是指每升血液中 Hb 实际结合 O_2 的量；血红蛋白氧饱和度是指 Hb 氧含量占 Hb 氧容量的百分比。

5. 氧解离曲线　是表示血 PO_2 与血氧饱和度之间关系的曲线，该曲线呈"S"形。氧解离曲线可分为上段、中段和下段，其特点、意义和区别如下：

比较项	上段	中段	下段
对应 PO_2（mmHg）	60~100	40~60	15~40
曲线特点	平坦	较陡	最陡
Hb 对 O_2 亲和力	高	低	最低
对应人体部位	肺	组织	组织
PO_2 变化对 O_2 饱和度的影响	不明显	较明显	最明显
意义	反映 Hb 与 O_2 的结合	反映 HbO_2 释放 O_2 以及 O_2 的利用	反映血液 O_2 的储备
曲线移位对 O_2 饱和度的影响	不明显	较明显	最明显

6. 影响氧解离曲线的主要因素　有 pH、PCO_2、温度、2,3-DPG。

当 pH 降低、PCO_2 升高、温度升高或 2,3-DPG 增多时，氧解离曲线右移，有利于 HbO_2 解离、释放 O_2，血液向组织提供更多的 O_2；pH 升高、PCO_2 降低、温度降低或 2,3-DPG 减少时，氧解离曲线左移，不利于 HbO_2 解离，血液向组织释放 O_2 减少。

7. 二氧化碳主要以碳酸氢盐和氨基甲酰血红蛋白形式运输。

第四节　呼吸运动的调节

1. 呼吸节律的基本中枢在延髓，脑桥上部有呼吸调整中枢。

2. 肺扩张反射　是指由肺扩张或充气引起吸气抑制的反射。其意义是防止吸气过深，促使吸气向呼气的转换，使呼吸频率加快；肺缩小反射由肺缩小引起吸气的反射，其意义是防止过深呼气和肺不张；呼吸肌本体感受性反射是指呼吸肌负荷增加时，反射性引起呼吸肌收缩增强的反射，其义是防止因呼吸阻力增加而致呼吸幅度减小，以维持潮气量的相对稳定。

3. 血液中 PO_2、PCO_2 和 H^+ 的浓度的变化可通过化学感受性反射来调节呼吸运动，其中 CO_2 最重要，其是维持呼吸中枢兴奋性的生理学刺激。

当动脉血 PO_2 降低、PCO_2 或 H^+ 浓度升高时，刺激颈动脉体和主动脉体外周化学感受器，神经冲动分别经窦神经和迷走神经传入延髓，反射性地引起呼吸加深、加快和心血管活动的变化；血液中的 CO_2 也能迅速通过血脑屏障，与 H_2O 结合成 H_2CO_3，再解离出 HCO_3^- 和 H^+。H_2CO_3 解离出的 H^+ 与脑脊液中的 H^+ 一起刺激中枢化学感受器，引起呼吸中枢兴奋。

项目	CO_2	H^+	低 PO_2
感受器	中枢感受器、外周感受器	外周感受器、中枢感受器	外周感受器
对呼吸的影响	最明显	明显	最弱
特点	对中枢感受器的作用大于外周感觉器的作用；在一定范围内增加，呼吸中枢兴奋性增加，若超过这一范围呼吸反而抑制	对中枢感受器敏感，但血液中的 H^+ 只能作用于外周感受器	对呼吸中枢是抑制作用、对中枢感受器没有作用；轻度低 PO_2 呼吸中枢兴奋，重度低 PO_2 呼吸中枢抑制
意义	调节基本呼吸节律	维持中枢神经 pH 环境的相对稳定	维持动脉血 PO_2 相对稳定，防止缺 O_2

巩固练习，决胜考场

一、名词解释

1. 呼吸

2. 肺通气

3. 潮气量

4. 肺活量

5. 时间肺活量

6. 通气/血流比值

7. 肺通气量

8. 肺泡通气量

9. 肺牵张反射

二、填空题

1. 呼吸过程包括_____、_____和_____三个相互联系的环节。

2. 肺通气的原动力来自_____，肺通气的阻力有_____和_____两种。

3. 外界空气由呼吸道出入肺的过程，称为_____；肺泡与血液之间的气体交换称为_____。

4. 肺泡表面活性物质由_____细胞分泌，主要作用是_____，故有利于防止_____和_____。

5. 肺总容量等于_____。

6. 肺通气的非弹性阻力主要指＿＿＿＿，其大小与呼吸道口径＿＿＿＿。

7. 迷走神经兴奋，使呼吸道口径＿＿＿＿，呼吸道阻力＿＿＿＿。

8. 交感神经兴奋，使呼吸道口径＿＿＿＿，呼吸道阻力＿＿＿＿。

9. 维持胸内负压的必要条件是＿＿＿＿。

10. 肺换气的动力是＿＿＿＿，O_2 和 CO_2 通过呼吸膜的扩散属于＿＿＿＿。

11. O_2 和 CO_2 在血液中的运输形式有＿＿＿＿和＿＿＿＿。O_2 的主要运输形式是＿＿＿＿，CO_2 的主要运输形式是＿＿＿＿。

12. 调节呼吸运动的中枢化学感受器位于＿＿＿＿，它对细胞外液中＿＿＿＿浓度十分敏感。

13. 调节呼吸运动的基本中枢位于＿＿＿＿。

14. 低 O_2 对呼吸中枢起＿＿＿＿作用，而轻度缺 O_2 可使呼吸运动＿＿＿＿。

15. 血液中 H^+ 浓度升高，使呼吸运动＿＿＿＿，主要是通过＿＿＿＿途径＿＿＿＿呼吸中枢的。

三、选择题

A 型题

1. 有关平静呼吸的叙述，错误的是（　　　）

A. 吸气时膈肌收缩　　　　　　　　B. 吸气时肋间外肌收缩

C. 呼气时肋间内肌收缩　　　　　　D. 呼气时胸廓自然回位

E. 呼气是被动过程

2. 平静吸气末，肺内压（　　　）

A. 大于大气压　　　　　　　　　　B. 等于大气压

C. 小于大气压　　　　　　　　　　D. 比吸气中期负压绝对值大

E. 比吸气开始时负压绝对值大

3. 肺活量等于（　　　）

A. 潮气量+补吸气量+补呼气量　　B. 潮气量+补吸气量

C. 潮气量+补呼气量　　　　　　　D. 潮气量+功能余气量

E. 潮气量+深吸气量

4. 评价肺通气功能，哪个指标较好（　　　）

A. 肺活量　　　　　　B. 潮气量　　　　　　C. 用力呼气量

D. 深吸气量　　　　　E. 补吸气量

5. 肺通气量和肺泡通气量之差为 （   ）

A. 余气量×呼吸频率　　　　B. 潮气量×呼吸频率

C. 无效腔气量×呼吸频率　　D. 功能余气量×呼吸频率

E. 肺活量×呼吸频率

6. 肺换气的动力是 （   ）

A. 肺内压与胸内压之差　　B. 气体的分压差

C. 肺内压与大气压之差　　D. 呼吸运动

E. 肺的扩张和缩小

7. 正常人安静时通气/血流比值是 （   ）

A. 0.7　　　　　　　　　　B. 1.0　　　　　　　　　　C. 0.84

D. 0.9　　　　　　　　　　E. 0.8

8. 胸膜腔负压形成的主要原因是 （   ）

A. 吸气肌收缩　　　　　　B. 胸膜腔浆液的内聚力　　C. 胸廓弹性阻力

D. 肺回缩力　　　　　　　E. 肺泡表面张力

9. 有关肺泡表面活性物质的叙述，正确的是 （   ）

A. 增强肺的回缩力　　　　B. 防止肺水肿的发生　　　C. 增大胸膜腔负压

D. 增大呼气的动力　　　　E. 增大肺泡表面张力

10. 非弹性阻力主要指的是 （   ）

A. 肺泡表面张力　　　　　B. 胸廓回位力　　　　　　C. 呼吸道阻力

D. 惯性阻力　　　　　　　E. 组织黏滞阻力

11. O_2 分压最高的部位是 （   ）

A. 组织　　　　　　　　　B. 肺泡气　　　　　　　　C. 动脉血

D. 毛细血管血　　　　　　E. 静脉血

12. 有关发绀的叙述，错误的是 （   ）

A. 严重贫血的人可不出现发绀

B. 红细胞增多症可出现发绀

C. 发绀一般是机体缺 O_2 的体征

D. 严重缺 O_2 的人必定出现发绀

E. CO 中毒时不出现发绀

13. CO_2 在血液中运输的主要形式是 （   ）

A. HbNHCOOH　　　　　　B. $KHCO_3$　　　　　　　　C. H_2CO_3

D. NaHCO₃   E. 物理溶解

14. 呼吸节律形成的基本中枢位于 (   )

A. 下丘脑   B. 大脑皮层   C. 脑桥

D. 脊髓   E. 延髓

15. CO_2增强呼吸运动主要刺激的部位是 (   )

A. 脑桥呼吸中枢   B. 中枢化学感受器   C. 大脑皮层

D. 外周化学感受器   E. 延髓呼吸中枢

X 型题

1. 用力吸气时参与的肌肉有 (   )

A. 胸锁乳突肌   B. 腹肌   C. 膈肌

D. 肋间内肌   E. 肋间外肌

2. 平静呼吸时 (   )

A. 不消耗能量   B. 潮气量约 400~500ml

C. 膈肌和肋间外肌参与   D. 频率为 12~18 次/分

E. 呼气时胸内压可呈正压

3. 肺泡表面活性物质 (   )

A. 由Ⅱ型细胞分泌   B. 可降低肺弹性阻力

C. 可增加吸气的动力   D. 可防止肺不张

E. 可防止肺水肿

4. 正常成人在最大吸气后，以最快速度呼气，在前两秒末所呼出气体量
分别占肺活量的百分数是 (   )

A. 83%   B. 96%   C. 70%

D. 80%   E. 99%

5. 肺泡通气量 (   )

A. 是每分钟吸入肺泡的新鲜空气量

B. 是每分钟吸入和呼出的气量

C. 反映肺通气效率

D. 反映肺的通气功能储备能力

E. 等于潮气量与呼吸频率的乘积

6. 有关 CO_2的叙述，正确的是 (   )

A. 维持呼吸中枢正常兴奋性

B. PCO_2越高，呼吸中枢越兴奋

C. PCO_2过低，呼吸中枢抑制

D. 对中枢感受器作用强，但反应慢

E. 对外周感受器反应快，但作用弱

7. 机体酸中毒时 （　　）

A. 中枢化学感受器抑制　　B. 外周化学感受器兴奋

C. 呼吸中枢兴奋　　　　　D. 吸气时间缩短

E. 呼吸加深加快

8. 与呼吸运动有关的中枢部位有 （　　）

A. 脊髓　　　　　　　　B. 延髓　　　　　　　　C. 脑桥

D. 下丘脑　　　　　　　E. 大脑皮层

四、简答题

1. 简述气体交换的原理与过程。

2. 简述胸内负压的成因及生理意义。

3. 何谓肺换气？影响肺换气的主要因素有哪些？

4. 血液中PCO_2升高对呼吸运动有何影响？试述其调节过程。

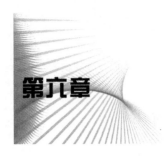

第六章

消化和吸收

提炼精华，突显考点

第一节 消化道的运动

1. 概念 消化指食物在消化道内被分解为可被吸收的小分子物质的过程。消化的方式有两种：机械性消化和化学性消化。

吸收指消化道内的小分子物质通过消化道黏膜上皮细胞进入血液和淋巴液的过程。

2. 胃运动的形式 紧张性收缩、容受性舒张和蠕动。蠕动是消化管共有的运动形式。

3. 胃的排空及其控制

胃排空：食糜由胃排入十二指肠的过程。

三种营养物质排空速度：糖类>蛋白质>脂类。

排空动力：胃收缩运动造成的胃内压与十二指肠内压之差。

排空控制：①胃的内容物促进胃排空；②十二指肠内酸性食糜反射性抑制胃排空。

4. 小肠运动的形式 紧张性收缩、分节运动和蠕动。

第二节　消化液及其作用

1. 胃液的成分和作用

成分	作用
胃酸	①激活胃蛋白酶原，并为胃蛋白酶提供适宜的酸性环境；②使食物中的蛋白质变性，促进蛋白质分解；③杀灭进入胃内的细菌；④促进钙、铁吸收；⑤进入十二指肠后，促进胰液、胆汁和小肠液的分泌
胃蛋白酶（原）	催化蛋白质水解，生成各种蛋白水解产物
黏液	①润滑和保护作用；②化学防护作用，中和胃酸和阻止 H^+ 回渗，保护黏膜免受化学损伤
内因子	保护食物中的维生素 B_{12} 不被小肠内的消化酶所破坏，并促进回肠黏膜对维生素 B_{12} 的吸收

2. 胰液的成分和作用

成分	作用
碳酸氢盐	中和胃酸，保护肠黏膜，并为小肠内的消化酶提供适宜的 pH 环境
胰淀粉酶	将淀粉、糖原及多种碳水化合物水解为糊精、麦芽糖和麦芽寡糖
蛋白水解酶	催化蛋白质分解为胨和胨、多肽和氨基酸
脂类水解酶	水解脂肪、胆固醇和磷脂

　　胰液中含有各种主要营养物质的消化酶，所以胰液是消化力最强、消化功能最全面的消化液。

　　3. 胆汁的成分　有胆盐、胆色素、胆固醇、卵磷脂等。胆汁中并不含有消化酶，起消化作用的是胆盐。

　　胆汁的作用主要有：

　　（1）促进脂肪的消化分解；

　　（2）促进脂肪的吸收；

　　（3）促进脂溶性维生素的吸收。

　　4. 排便反射的初级中枢　脊髓腰骶段。

第三节 吸 收

1. 吸收的主要部位 在小肠，原因如下：

（1）小肠具有巨大的吸收面积；

（2）食物在小肠内停留的时间较长；

（3）食物在小肠内已被消化成可被吸收的小分子物质；

（4）小肠绒毛内部有丰富的毛细血管、毛细淋巴管等结构。

2. 消化器官的神经支配及其作用 消化道的神经支配较复杂，除内在神经系统（固有神经系统）外，主要接受自主神经系统的双重支配。

自主神经传出纤维对消化器官的作用：

自主神经	作用
交感神经	引起消化道运动减弱、消化液分泌减少，消化器官血液供应减少，消化吸收活动减弱
副交感神经	引起消化道运动增强、消化液分泌增多，消化吸收活动加强

整体情况下，自主神经系统的两方面根据环境条件，相互配合，共同调节消化吸收活动，适应环境变化，保持内环境稳定。

巩固练习，决胜考场

一、名词解释

1. 消化

2. 吸收

3. 胃肠激素

4. 黏液-碳酸氢盐屏障

5. 蠕动

6. 容受性舒张

7. 胃排空

8. 分节运动

二、填空题

1. 食物消化分为＿＿＿＿和＿＿＿＿两种方式。

2. 小肠运动的形式有＿＿＿＿、＿＿＿＿和＿＿＿＿。

3. 呕吐中枢位于_____。

4. 体内最重要的消化液是_____。

5. 胃液的主要成分有_____，_____，_____，_____。

6. 小肠内的消化液有_____，_____，_____。

7. 胆汁的主要作用是_____，其主要消化作用依赖于其中的_____。

8. 食物消化和吸收的主要部位是_____。

9. 当交感神经兴奋时，消化道平滑肌运动_____，腺体分泌_____；当副交感神经兴奋时，消化道平滑肌运动_____，腺体分泌_____。

三、选择题

A 型题

1. 唾液中的消化酶主要是（   ）

A. 麦芽糖酶 　　　　 B. 溶菌酶 　　　　　 C. 凝乳酶

D. 淀粉酶 　　　　　 E. 多肽酶

2. 消化道共有的运动形式是（   ）

A. 袋状往返运动 　　 B. 集团蠕动 　　　　 C. 蠕动

D. 分节运动 　　　　 E. 容受性舒张

3. 小肠特有的以环形肌舒缩为主的节律性运动形式是（   ）

A. 蠕动 　　　　　　 B. 容受性舒张 　　　 C. 紧张性收缩

D. 分节运动 　　　　 E. 集团蠕动

4. 下列消化液中不含消化酶的是（   ）

A. 唾液 　　　　　　 B. 小肠液 　　　　　 C. 胰液

D. 胆汁 　　　　　　 E. 胃液

5. 下列哪项不是胃酸的成分（   ）

A. 内因子 　　　　　 B. 盐酸 　　　　　　 C. 胃蛋白酶

D. 黏液 　　　　　　 E. 胃淀粉酶

6. 参与蛋白质消化的消化液有（   ）

A. 胃液和胆汁 　　　 B. 胰液和胃液 　　　 C. 胃液和唾液

D. 胰液和胆汁 　　　 E. 唾液和胆汁

7. 不属胃肠激素的是（   ）

A. 肾上腺素 　　　　 B. 促胰液素 　　　　 C. 缩胆囊素

D. 抑胃肽   E. 胃泌素

8. 主要吸收胆盐和维生素 B_{12} 的部位 （　　）

A. 空肠   B. 十二指肠   C. 结肠

D. 回肠   E. 胃

9. 含消化液种类最多的部位是 （　　）

A. 食道   B. 口腔   C. 胃

D. 小肠   E. 大肠

10. 能促进胃运动和胃液分泌的胃肠激素是 （　　）

A. 生长抑素   B. 促胃液素   C. 促胰液素

D. 缩胆囊素   E. 抑胃肽

X 型题

1. 胃肠道的神经支配主要有 （　　）

A. 副交感神经传出纤维   B. 交感神经传出纤维

C. 副交感神经传入纤维   D. 交感神经传入纤维

E. 内在神经系统

2. 参与脂肪消化和吸收的消化液有 （　　）

A. 唾液   B. 胰液   C. 胆汁

D. 胃液   E. 小肠液

3. 大肠的运动形式有 （　　）

A. 容受性舒张   B. 分节推进运动   C. 蠕动冲

D. 袋状往返运动   E. 集团蠕动

4. 大肠的功能包括 （　　）

A. 吸收葡萄糖和氨基酸

B. 吸收肠内微生物合成的维生素 K、维生素 B

C. 吸收水和无机盐

D. 吸收维生素 B_{12}

E. 形成、储存并排除粪便

5. 迷走神经兴奋时，可引起 （　　）

A. G 细胞分泌促胃液素增多

B. 胃液分泌增加

C. 胃液分泌减少

D. 胃平滑肌收缩

E. 抑制胃排空

四、简答题

1. 简述胰液的主要成分及作用。

2. 简述胃酸的生理作用。

3. 为什么说小肠是营养物质吸收的主要部位？

4. 简述胃肠激素的生理作用。

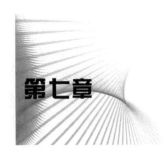

第七章

能量代谢与体温

提炼精华，突显考点

第一节　能　量　代　谢

1. 能量代谢　是指体内物质代谢过程中所伴随的能量的释放、转移、储存和利用。

2. 影响能量代谢的主要因素　①肌肉活动（最显著）；②精神活动；③食物的特殊动力效应；④环境温度。

3. 基础代谢　是指基础状态下的能量代谢。在基础状态下测定的能量代谢率称为基础代谢率。

4. 基础状态　是指人体处于：①清晨、清醒、静卧；②空腹（禁食 12h 以上）；③室温 20~25℃；④精神安宁的状态。

第二节　体　　温

1. 体温的测量部位　一般有三个：直肠、口腔和腋窝，正常值分别为 36.9~37.9℃、36.7~37.7℃、36.0~37.4℃。

2. 导致体温生理性波动的因素　有①昼夜节律；②性别；③年龄；④肌肉活动和情绪激动等。

3. 机体安静状态下主要产热器官是内脏，运动时主要的产热器官是骨骼肌。

4. 机体的主要散热器官是皮肤，皮肤有 4 种散热方式。此外，呼吸、排泄也可散发部分热量。

散热方式	概念	实际应用
辐射	指人体以热射线的形式将体热传给外界较冷物体的过程	夏天空调
传导	指机体将热量直接传给与之接触的较冷物体的过程	冰袋、冰帽、冷敷
对流	指通过气体流动和热量交换来实现散热的过程	夏天风扇通风
蒸发	指通过体表的水吸热汽化而使热量散发的过程	病人补液应加上每日蒸发的体液量酒精擦浴降温

5. 体温调节的基本中枢在下丘脑。

6. 调定点学说 调定点学说认为：PO/AH 设定了体温调定点，体温调节中枢按照这个设定温度进行体温调节。当体温高于调定点水平时，中枢调节使产热活动减弱，散热活动加强；而当体温低于调定点时，中枢调节使产热活动加强，散热减少，使体温维持在调定点水平。某些体内、外因素可引起调定点水平上移，体温调节中枢按照新的调定点调节体温，使体温升高，出现发热。

巩固练习，决胜考场

一、名词解释

1. 能量代谢

2. BMR

3. 体温

4. 调定点

二、填空题

1. 影响能量代谢的主要因素有_____、_____、_____和_____。其中对能量代谢影响最大的是_____。

2. 基础代谢率是临床诊断_____的重要辅助手段。

3. 三种主要营养物质中，_____的特殊动力效应最显著。

4. 皮肤的散热方式有_____、_____、_____、_____。

5. 安静状态下人体主要产热器官是_____，运动时主要产热器官是_____。

6. 安静状态下，当环境温度升高到30℃左右时，机体的主要散热方式是_____。

7. 体温调节的基本中枢在_____。

8. 女性体温在排卵日_____，排卵后体温_____。

三、选择题

A 型题

1. 食物的特殊动力效应最高的物质是（   ）

A. 脂肪   B. 蛋白质   C. 糖

D. 混合食物   E. 维生素

2. 正常口腔温度为（   ）

A. 37℃   B. 36.7~37.7℃   C. 36.0~37.4℃

D. 36.9~37.9℃   E. 36.5℃

3. 下列可使体温降低的因素或方法不包括（   ）

A. 皮肤血管扩张   B. 适当运动   C. 酒精擦浴

D. 出汗   E. 放置冰帽

4. 关于体温的叙述，错误的是（   ）

A. 是机体深部的平均温度   B. 一昼夜中下午 1~6 时最高

C. 女性排卵日后基础体温略高   D. 腋窝温>直肠温>口腔温

E. 剧烈运动或神经紧张时有所升高

5. 给高热病人作用冰袋或冰帽的作用是（   ）

A. 增加辐射散热   B. 增加传导散热   C. 增加不感蒸发散热

D. 增加对流散热   E. 增加可感蒸发散热

X 型题

1. 女性月经周期中，体温的变化有（   ）

A. 排卵前较高   B. 排卵后降低   C. 排卵前较低

D. 排卵后升高   E. 行经期高

2. 人在寒冷环境中的反应有（   ）

A. 皮肤血流量减少　　　B. 皮肤温度降低　　　C. 代谢降低

D. 甲状腺激素分泌减少　E. 儿茶酚胺分泌增加

3. 自主性体温调节系统由（　　）组成

A. 神经、体液通路　　　B. 散热器官　　　　　C. 产热器官

D. 体温调节中枢　　　　E. 温度感受器

4. 调定点学说认为发热是由于（　　）

A. 散热增多　　　　　　B. 散热减少　　　　　C. 产热增多

D. 调定点上移　　　　　E. 调定点下移

四、简答题

1. 人体体温临床上常用的测量部位有哪些？其正常值各是多少？

2. 简述影响能量代谢的主要因素。

3. 简述皮肤散热的主要方式。

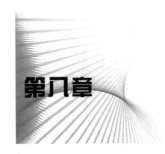

第八章

尿的生成和排出

第一节　肾脏结构和血液循环的特征

1. 排泄　是指人体将新陈代谢过程中产生的代谢产物及进入机体的异物和过剩物质等，经血液循环，由排泄器官排出体外的过程。

2. 机体排泄的途径　有呼吸器官、消化器官、皮肤和肾脏，其中以肾为最重要。

3. 肾脏的主要功能　有排泄、内分泌和维持内环境稳态。

第二节　尿液生成的过程

1. 尿的生成过程　包括以下三个环节：①肾小球的滤过；②肾小管和集合管的重吸收；③肾小管和集合管的分泌。

2. 肾小球滤过　是指血液流经肾小球毛细血管时，其血浆成分（除蛋白质分子外），经肾小球滤过膜滤过到肾小囊腔形成超滤液（即原尿）的过程，是尿生成的第一步。

3. 影响肾小球滤过的因素　主要有：

（1）肾血浆流量的改变：肾血浆流量大时，滤过率高，尿量增多；反之尿量减少。

（2）肾小球有效滤过压的改变：当肾小球毛细血管压显著降低（如大失血）或囊内压升高（如输尿管结石）时，可使有效滤过压降低，尿量减少；但动脉血压在 80~180mmHg 范围波动时，肾脏通过自身调节，肾小球毛细血管压保持稳定。

（3）肾小球滤过膜面积和通透性：面积减少时，滤过率降低出现少尿；通透性增加时，可出现蛋白尿甚至血尿。

4. 肾小管和集合管对几种主要物质重吸收概况：

物质	重吸收部位	重吸收机制和特点
Na^+ 和 Cl^-	近曲小管约 65%~70%	Na^+ 以主动重吸收，以泵漏模式及 H^+-Na^+ 交换方式进行，且与葡萄糖、氨基酸的重吸收相关联；Cl^- 被动重吸收
	升支粗段约 10%~20%	均为主动重吸收，Cl^- 和 Na^+、K^+ 按 2：1：1 同向协同转运
	远曲小管和集合管约 10%~15%	Na^+ 主动重吸收，且与 H^+、K^+ 分泌有关，受醛固酮的调节 Cl^- 伴随 Na^+ 被动重吸收
K^+	近曲小管，几乎全部	主动重吸收，尿中排出的 K^+ 主要由远曲小管和集合管分泌
HCO_3^-	近曲小管约 80%~90%，远曲小管和集合管约 10%~20%	以 CO_2 形式被重吸收，同时伴有 H^+ 的分泌
葡萄糖	近曲小管	全部重吸收，与 Na^+ 重吸收相伴联，且有一定的重吸收限度
水	近曲小管约 65%~70%	水的重吸收通过渗透方式进行，远曲小管和集合管对水的重吸收受血管升压素和醛固酮的调节
	降支细段约 10%	
	远曲小管和集合管约 20%	

5. 肾小管和集合管分泌的物质 主要有三种：H^+、K^+ 和 NH_3。

物质	主要部位	分泌方式及生理意义
H^+	肾小管各段和集合管，以近端小管为主	以 H^+-Na^+ 交换的方式进行，每分泌一个 H^+，可重吸收一个 Na^+ 和一个 HCO_3^-，起着排酸保碱，维持酸碱平衡的作用
K^+	远曲小管和集合管	以 K^+-Na^+ 交换的方式进行，与 H^+-Na^+ 交换竞争，调节血 K^+ 浓度
NH_3	远曲小管和集合管	以单纯扩散的方式进行，促进机体 H^+ 的分泌，调节酸碱平衡

第三节 尿液的浓缩和稀释

1. 外髓部高渗梯度的形成——髓袢升支粗段对 NaCl 的主动重吸收；

内髓部高渗梯度的形成——NaCl 和尿素的重吸收及尿素的再循环。

2. 髓质高渗梯度的维持——直小血管的逆流交换作用。

第四节　尿生成的调节

1. 调节尿液生成的因素　有肾内自身调节、神经和体液调节三个方面。

（1）肾内自身调节

1）小管液溶质浓度：小管液溶质浓度所形成的渗透压，是对抗肾小管对水重吸收的力量。其调节机制是渗透性利尿，即小管液中溶质浓度增加→小管液渗透压升高→水的重吸收减少→尿量增加。如糖尿病患者或静脉注射20% 的高渗葡萄糖或甘露醇等引起的多尿，均属于渗透性利尿。

2）球-管平衡：近端小管对滤液中溶质和水的重吸收量随肾小球滤过率的改变而改变，即无论肾小球滤过率是升高或降低，近端小管对 Na^+ 和水的重吸收率总是占肾小球滤过率的 65%~70%。其生理意义在于使尿中排出的 Na^+ 和水不会随肾小球滤过率的增减而出现大幅度的变动，从而保持尿钠和尿量的稳定。

（2）神经调节——肾交感神经：

1）收缩肾小球毛细血管（入球小动脉>出球小动脉），使肾血浆流量减少，有效滤过压下降，肾小球滤过率降低。

2）刺激近球细胞释放肾素，激活肾素-血管紧张素-醛固酮系统，提高远曲小管和集合管对 Na^+ 和水的重吸收。

3）直接刺激近端小管和髓袢上皮细胞对 NaCl 和水的重吸收。

（3）体液调节

1）抗利尿激素：也称血管升压素，主要生理作用是提高远曲小管和集合管对水的通透性，促进水的重吸收，使尿液被浓缩，尿量减少。其分泌主要受血浆晶体渗透压（最主要、最敏感）、循环血量的调节。

血浆晶体渗透压的改变：失水（出汗、剧吐、腹泻）→血浆晶体渗透压↑→对渗透压感受器刺激↑→血管升压素↑→远曲小管、集合管重吸收水↑→尿量↓（保留水分以缓冲机体缺水）。相反，当大量饮清水，血浆晶体渗透压下降，上述作用相反，使尿量增多。

循环血量的改变：血容量↓→对容量感受器刺激↓→血管升压素↑→水的重吸收↑→尿量↓（保留水分以维持血容量）。反之亦然。

2）醛固酮：主要生理作用是促进远曲小管和集合管对 Na^+ 和水的重吸收及 K^+ 的排泄，即"保 Na^+、保水、排 K^+"。其分泌主要受肾素-血管紧张素-醛固酮系统和血 K^+、血 Na^+ 浓度的调节。

3）心房钠尿肽：生理作用是抑制 Na^+ 重吸收，排 Na^+、排水。

2. 渗透性利尿和水利尿概念、原理的比较。

（1）渗透性利尿：小管液中溶质浓度升高，使小管液渗透压升高，对抗水的重吸收而引起尿量增多的现象；

渗透性利尿形成的原理——因小管液中溶质所形成的渗透压是对抗水重吸收的力量。临床上静脉注射能被肾小球滤过而不易或不能被肾小管重吸收的物质，如甘露醇、山梨醇等，使小管液渗透压升高，以对抗肾小管对水的重吸收，导致尿量增多。

（2）水利尿：一次大量饮用清水后导致尿量增多的现象。

水利尿形成的原理——当短时间内大量饮用清水时，血液被稀释，血浆晶体渗透压降低，对渗透压感受器的刺激作用减弱，导致抗利尿激素的合成和释放减少，远曲小管和集合管对水的通透性降低，使水的重吸收减少，引起尿量增多。

第五节 尿液及其排放

1. 正常成人每昼夜尿量为 1~2L，每昼夜尿量长期保持在 2.5L 以上，称为多尿；保持在 0.1~0.5L 之间，称为少尿；少于 0.1L 称为无尿。

2. 排尿反射 是一种脊髓反射，属于正反馈过程，受高位中枢的随意控制。临床上常见的排尿异常有尿频、尿潴留和尿失禁等。

巩固练习，决胜考场

一、名词解释

1. 排泄

2. 肾小球的滤过

3. 肾小球滤过率

4. 肾小管和集合管的重吸收

5. 肾糖阈

6. 球-管平衡

7. 渗透性利尿

8. 水利尿

9. 多尿、少尿、无尿

10. 尿频、尿失禁、尿潴留

二、填空题

1. 机体的排泄途径有_____、_____、_____和_____，而机体最重要的排泄器官是_____。

2. 尿生成的基本步骤为_____、_____和_____。

3. 正常人当动脉血压保持在_____范围内变动时，肾血流量保持相对稳定。

4. 影响肾小球滤过的因素有_____、_____和_____。

5. 肾小管液中葡萄糖、氨基酸被重吸收的部位在_____。

6. 在远曲小管，水的重吸收主要接受_____的调节。

7. 糖尿病病人的多尿属于_____利尿。

8. 肾小管和集合管主要分泌_____、_____和_____。

9. 抗利尿激素的生理作用主要是提高远曲小管和集合管对水的通透性，使水的重吸收_____，引起尿量_____。

10. 酸中毒时，肾小管的泌 H^+ 活动_____，泌 K^+ 活动_____，将导致血 K^+ 浓度_____。

11. 醛固酮的合成部位是_____，其生理作用是保_____、保_____、排_____。其分泌主要受_____和_____的调节。

12. 排尿反射的初级中枢位于_____。

三、选择题

A 型题

1. 肾的功能不包括以下哪一项（   ）

A. 分泌肾上腺素   B. 排泄大部分代谢终产物

C. 调节体液中的酸碱平衡   D. 调节水、电解质平衡

E. 排泄体内异物和过剩的物质

2. 人体内最重要的排泄器官是（   ）

A. 消化管道　　　　　　　　B. 肝　　　　　　　　　C. 皮肤

D. 肺　　　　　　　　　　　E. 肾

3. 下列哪种物质在正常情况下不能通过滤过膜（　　　）

A. 甘露醇　　　　　　　　　B. 葡萄糖　　　　　　　C. 氨基酸

D. 血浆蛋白质　　　　　　　E. Na^+、K^+、Cl^-等电解质

4. 与血浆比较，终尿中缺乏的物质有（　　　）

A. H^+　　　　　　　　　　B. Na^+　　　　　　　C. 蛋白质和葡萄糖

D. K^+　　　　　　　　　　E. 尿素

5. 下列哪种情况，肾小球滤过率基本保持不变（　　　）

A. 滤过膜的通透性增大　　　B. 滤过膜的有效面积减少

C. 囊内压升高　　　　　　　D. 动脉血压由 80mmHg 升高到 180mmHg

E. 血浆胶体渗透压降低

6. 下列哪项可导致肾小球有效滤过压升高（　　　）

A. 肾小球毛细血管内血浆胶体渗透压升高

B. 肾小囊液晶体渗透压升高

C. 肾上囊内压升高

D. 肾小球毛细血管血压升高

E. 肾小球毛细血管内血浆晶体渗透压升高

7. 肾炎患者出现蛋白尿的原因，下列哪项正确（　　　）

A. 肾小球滤过率增高　　　　B. 肾血浆流量增大

C. 血浆蛋白浓度增高　　　　D. 肾小球滤过膜面积增大

E. 滤过膜上带负电荷的糖蛋白减少或消失

8. 正常成人肾小球滤过率约为（　　　）

A. 1000ml/min　　　　　　　B. 500ml/min　　　　　　C. 250ml/min

D. 125ml/min　　　　　　　　E. 100ml/min

9. 正常情况下，决定尿量的主要部位是（　　　）

A. 髓袢　　　　　　　　　　B. 近曲小管　　　　　　C. 集合管

D. 远曲小管　　　　　　　　E. 远曲小管和集合管

10. 大量饮用清水引起尿量增多，最主要的原因是（　　　）

A. 血浆胶体渗透压降低　　　B. 肾小球滤过率增加

C. 血浆晶体渗透压升高　　　D. 抗利尿激素释放增多

E. 抗利尿激素释放减少

11. 醛固酮的主要生理作用是（　　）

A. 保 K^+ 排 H^+　　　　　B. 保 Na^+ 排 K^+　　　　　C. 保 K^+ 排 Na^+

D. 保 Na^+ 保 K^+　　　　　E. 保 Na^+ 排 H^+

12. 盆神经损伤时，排尿功能障碍的主要表现是（　　）

A. 多尿　　　　　　　B. 少尿　　　　　　　C. 尿频

D. 尿失禁　　　　　　E. 尿潴留

13. 当人体大量出汗时，引起尿量减少的主要原因是（　　）

A. 交感神经兴奋　　　　　B. 抗利尿激素释放增加

C. 抗利尿激素释放减少　　D. 醛固酮分泌减少

E. 肾小球滤过率减少

14. 原尿中的溶质大部分被重吸收的部位是（　　）

A. 近端小管　　　　　B. 髓袢升支　　　　　C. 远端小管

D. 集合管　　　　　　E. 髓袢降支

15. 因车祸导致脊髓胸段损伤，出现的排尿异常是（　　）

A. 溢流性尿失禁　　　B. 遗尿　　　　　　　C. 尿失禁

D. 尿潴留　　　　　　E. 尿频

16. 当肾盂或输尿管结石时，可出现（　　）

A. 肾小囊内压升高　　　　B. 有效滤过压不变

C. 有效滤过压升高　　　　D. 肾小球毛细血管血压升高

E. 血浆胶体渗透压升高

17. 下列情况中，不能使尿量增加的是（　　）

A. 交感神经兴奋　　　　　B. 糖尿病　　　　　　C. 尿崩症

D. 肾动脉血压升高　　　　E. 输入甘露醇

18. 给患者静脉输入大量生理盐水，引起尿量增加的最主要原因是（　　）

A. 醛固酮分泌减少　　　　B. 醛固酮分泌增多

C. 肾血流量增加　　　　　D. 血浆胶体渗透压降低

E. 肾小球毛细血管血压升高

19. 给家兔静脉注射20%葡萄糖20ml后，尿量增多的最主要原因是（　　）

A. 血管升压素分泌减少　　B. 肾小球有效滤过压增高

C. 肾小管液溶质浓度升高　D. 肾小球滤过率增加

E. 醛固酮分泌减少

X 型题

1. 正常尿液中不应该出现哪些物质 （　　）

A. 氯化钠　　　　　　　　B. 氯化铵　　　　　　　　C. 葡萄糖

D. 蛋白质　　　　　　　　E. 尿素

2. 与肾小球滤过有关的因素是 （　　）

A. 有效滤过压　　　　　　B. 滤过膜通透性　　　　　C. 滤过膜总面积

D. 肾血流量　　　　　　　E. 肾小囊胶体渗透压

3. 在肾小管和集合管中完全或绝大部分被重吸收的物质有 （　　）

A. Na^+、K^+、Cl^-　　　　　　B. H_2O　　　　　　　　C. 尿素

D. 肌酐　　　　　　　　　E. 葡萄糖

4. 大量失血引起尿量减少的原因是 （　　）

A. 循环血量减少　　　　　B. 肾小球滤过率减少

C. 醛固酮分泌增多　　　　D. 血管升压素分泌释放增多

E. 发汗量增多

5. 关于血管升压素的叙述，错误的是 （　　）

A. 它是由神经垂体合成的激素

B. 可增加远曲小管和集合管对水的通透性

C. 血管升压素使尿量减少

D. 循环血量减少，血管升压素分泌减少

E. 血浆晶体渗透压降低可使它的分泌减少

四、简答题

1. 简述尿生成的过程。

2. 简述影响肾小球滤过的因素。

3. 糖尿病患者为什么会出现糖尿和多尿？

4. 大失血与大出汗后，尿量各有何变化？为什么？

5. 简述影响肾小管和集合管重吸收的因素。

6. 简述抗利尿激素的合成部位、生理作用及其分泌的调节。

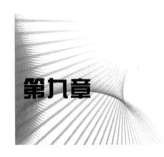

第九章

感 觉 器 官

第一节 概 述

1. 感受器 是分布于体表或组织器官内专门感受机体内外环境变化的特殊结构或装置。

2. 感觉器官 感受器连同它们的非神经性附属结构合称感觉器官。

3. 感受器的生理特性 适宜刺激、换能作用、编码作用、适应现象。

第二节 视 觉 器 官

1. 眼的调节 包括晶状体调节、瞳孔调节和双眼会聚，其中晶状体调节最为重要。

2. 近点 是指人眼能看清眼前物体的最近距离。

3. 当用不同强度的光线照射眼球时，瞳孔的大小可随光照强度而改变，称为瞳孔对光反射，反射中枢在中脑，其反应灵敏，又便于检查，临床上常把它作为判断中枢神经系统病变部位、全身麻醉深度和病情危重程度的重要指标。

4. 眼的折光异常及矫正：

折光异常	原因	成像与视物	矫正方法
近视眼	眼球前后径过长或折光能力过强	近点变近，远处物体成像于视网膜前	凹透镜
远视眼	眼球前后径过短或折光能力弱	近点变远，物体成像于视网膜后	凸透镜
散光眼	眼球折光面曲率半径不一致	成像于视网膜前、后都可能，故视远近物皆不清楚	圆柱形透镜

5. 视锥系统　由视锥细胞及其有关传递细胞组成，视锥细胞对光敏感度较低，能够分辨颜色，视物精确度高。

6. 视杆系统　由视杆细胞及其相关传递细胞组成，视杆细胞对光敏感度高，不能够分辨颜色，视物精确度差。

7. 暗适应与明适应

（1）从明亮的地方突然进入暗处，最初对任何东西都看不清楚，经过一段时间后，视觉敏感度逐渐升高，在暗处的视觉逐渐恢复，这种现象称为暗适应。

（2）从暗处突然来到亮处，最初只感到耀眼的光亮，看不清物体，需经一段时间后才能恢复视觉，这种现象称为明适应。

暗适应较慢，明适应较快。

8. 视敏度（又称视力）　是指眼能分辨物体两点间最小距离的能力，它表明了眼对物体细微结构的分辨能力。

9. 视野　指单眼固定不动注视正前方某一点时，该眼所能看到的空间范围。视野由大至小顺序为：白色>黄色>蓝色>红色>绿色。

10. 双眼视觉　是指双眼同时看同一物体的视觉。双眼视觉显然优于单眼视觉，它可以补充视野中盲点的缺陷，扩大单眼视觉时的视野；在形成立体视觉中，可增强对物体的大小和距离判断的准确性。

第三节　听觉器官

1. 气导　声波经外耳道空气传导引起鼓膜振动，再经听骨链和前庭窗传入耳蜗，这种传导方式称为气导。气导是引起正常听觉的主要途径。

2. 骨导　声波直接引起颅骨的振动，从而引起耳蜗内淋巴的振动，这种传导方式称为骨导。在正常情况下，骨导的效率比气导的效率低得多。

3. 基底膜振动及行波学说:

声波	最大振幅部位	传播距离	学说要点
低频声波	耳蜗顶部	较远	振动优先发生于近前庭处基底膜,向蜗顶传播
高频声波	耳蜗底部	较近	频率越高,传播距离越近,越靠近蜗底

第四节 前庭器官

前庭器官由椭圆囊、球囊和三个半规管组成。

椭圆囊、球囊主要感受直线变速运动,引起相应姿势反射,保持身体平衡,同时产生位置觉和变速感觉。

半规管主要感受旋转变速运动,引起相应姿势反射,维持身体平衡。

巩固练习,决胜考场

一、名词解释

1. 感受器

2. 近点

3. 瞳孔对光反射

4. 视力

5. 视野

6. 明适应

7. 暗适应

8. 听阈

二、填空题

1. 视细胞亦称感光细胞,分_____和_____两种。

2. 眼的折光系统由_____、_____、_____和_____组成。

3. 眼的调节主要靠_____的改变、_____和_____,以上三者合称视近调节的三重反应。

4. 夜盲症是由于_____缺乏,而引起_____减少所致。

5. 远视眼时,远处平行光线聚焦于视网膜之_____,近处光线则聚焦于视网膜之_____。

6. 晶状体弹性减弱，则眼的调节能力_____，近点变_____。

7. 听觉器官由_____、_____和_____三部分所组成。

8. 听骨链硬化可导致_____性耳聋，耳蜗病变将导致_____性耳聋。

9. 球囊和椭圆囊的适宜刺激是_____运动，半规管壶腹嵴的适宜刺激是_____运动。

10. 耳蜗_____部主要感受高频声波，耳蜗_____部则主要感受低频声波。

三、选择题

A 型题

1. 眼放松状态时，能够形成清晰视觉的眼前物体最远距离称为 （　　）

A. 焦点　　　　　　　B. 远点　　　　　　　C. 主点

D. 节点　　　　　　　E. 近点

2. 对远视眼的错误叙述有 （　　）

A. 因眼球前后径过短所致

B. 近点较正常眼近

C. 因折光系统的折光力低于正常所致

D. 远点移远

E. 以上都正确

3. 圆柱镜适用于 （　　）

A. 近视眼　　　　　　B. 老花眼　　　　　　C. 远视眼

D. 散光眼　　　　　　E. 青光眼

4. 视网膜感受弱光的细胞为 （　　）

A. 视锥细胞　　　　　B. 毛细胞　　　　　　C. 视杆细胞

D. 双极细胞　　　　　E. 节细胞

5. 缺乏某种视锥细胞时，可能导致 （　　）

A. 夜盲症　　　　　　B. 视物不清　　　　　C. 色弱

D. 青光眼　　　　　　E. 色盲

6. 昼光觉的感受器是 （　　）

A. 螺旋器　　　　　　B. 前庭　　　　　　　C. 视锥细胞

D. 视杆细胞　　　　　E. 节细胞

7. 视近物时，眼的调节不会出现 （　　　）

A. 晶状体变凸　　　　B. 瞳孔缩小　　　　　　C. 双眼会聚

D. 眼轴变短　　　　　E. 以上均正确

8. 有关感觉细胞中的感光物质，下述错误的是 （　　　）

A. 视紫红质在光照时分解

B. 视黄醛是维生素 A 的衍生物

C. 视紫红质在暗处合成

D. 视紫红质是视锥细胞所含感光色素

E. 视紫红质是视杆细胞中所含感光色素

9. 耳郭和外耳道的主要作用在于 （　　　）

A. 传音和增压　　　　B. 集音和共鸣　　　　　C. 感音换能

D. 信息整合　　　　　E. 共振

10. 对近视眼的错误叙述有 （　　　）

A. 因眼球前后径过长所致

B. 近点较正常眼近

C. 因折光系统的折光力超过正常所致

D. 远点移远

E. 成像于视网膜前

四、简答题

1. 简述眼的视近物调节。

2. 简述视网膜上感光细胞的分布与功能。

3. 何谓听觉的行波学说？

4. 简述声波传入内耳的途径。

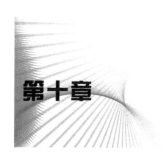

第十章

神 经 系 统

第一节　神经元的功能及反射活动的一般规律

1. 神经元　即神经细胞，是神经系统的基本结构与功能单位。神经元的功能是接受内、外环境的刺激，整合、传递信息，有些神经元还能分泌神经激素，将神经信息转变为激素的信息。

2. 神经纤维传导兴奋的特征

（1）生理完整性，必须保持其形态结构与生理功能的完整。

（2）绝缘性，神经干内各条神经纤维的兴奋传导互不干扰。

（3）双向性传导，但在体时兴奋传导表现为单向性。

（4）与突触相比，具有相对不疲劳性。

3. 化学性突触

（1）概念：神经元与神经元之间或神经元与效应细胞之间相接触并传递信息的部位，称为突触。

（2）结构：突触的结构包括突触前膜、突触间隙和突触后膜。

（3）突触的分类：根据相互接触的部位，分为轴突-树突式突触、轴突-胞体式突触和轴突-轴突式突触；根据突触传递对后继神经元或效应器的影响，可分为兴奋性突触和抑制性突触。

（4）突触传递过程：突触前神经元兴奋→经动作电位传导至突触前神经元

轴突末梢→引起突触前膜去极化→使前膜上的 Ca^{2+} 通道开放，Ca^{2+} 内流→突触小泡向突触前膜末梢移动，并与末梢膜发生融合、破裂，释放神经递质至突触间隙→扩散至突触后膜→与突触后膜上的特异性受体结合→使突触后膜的离子通透性发生改变→引起突触后膜电位去极化或超极化→产生突触后电位。

（5）兴奋性突触后电位（EPSP）：突触前膜释放兴奋性递质→与后膜上的特性受体结合→提高后膜对 Na^+、K^+ 的通透性，以 Na^+ 为主→Na^+ 内流→突触后膜去极化至阈电位→产生 EPSP。

（6）抑制性突触后电位（IPSP）：突触前膜释放抑制性递质→与后膜上的特性受体结合→提高后膜对 Cl^-、K^+ 的通透性，以 Cl^- 为主→Cl^- 内流→突触后膜超极化→产生 IPSP。

（7）突触传递特征：即是兴奋在反射弧中枢部位的传递特征，包括①单向传递；②中枢延搁；③兴奋的时间与空间总和；④兴奋节律的改变；⑤后发放；⑥对内环境变化敏感和易疲劳。

4. 神经递质与受体

（1）神经递质：指由突触前神经元合成并在末梢处释放，能特异性地与突触后神经元或效应器细胞膜上的特异性受体结合，并引起后继神经元或效应器细胞产生一定生理效应的化学物质。

（2）受体：指存在于突触前膜、突触后膜或效应器细胞膜上，能与神经递质等发生特异性结合并诱发生理效应的一类特殊蛋白质。配体，是指能与受体发生特异性结合的化学物质。包括受体的激动剂和阻断剂。

（3）分类

根据神经递质在机体的分布，可分为外周神经递质与中枢神经递质两类。

根据配体的不同，可将受体分为胆碱能受体（M 受体和 N 受体）与肾上腺素能受体（α 受体和 β 受体）两类。

5. 主要的神经递质与受体

（1）胆碱能纤维：末梢释放 ACh 为神经递质的神经纤维，称为胆碱能纤维。包括：①所以自主神经的节前纤维；②大多数副交感神经的节后纤维（少数释放肽类）；③部分交感神经节后纤维（即支配汗腺和骨骼肌舒血管的纤维）；④躯体运动神经纤维。

胆碱能受体是指能与 ACh 发生特异性结合的受体。包括 M 受体和 N 受体两类。

1）M 受体

分布：大多数副交感神经节后纤维所支配的效应器细胞膜上及少数交感神经节后纤维所支配的效应器细胞（汗腺和骨骼肌舒血管）膜上。

效应：ACh+M→产生一系列副交感神经兴奋及汗腺分泌、骨骼肌血管舒张的效应。又称为毒蕈碱受体。

阻断剂：阿托品、山莨菪碱。

2）N 受体

分布：自主神经节神经元的突触后膜与神经-肌接头处的终板膜上。

效应：小剂量 ACh+N→使自主神经节后神经元兴奋及骨骼肌细胞收缩。又称烟碱受体。

阻断剂：筒箭毒碱。N_1 受体阻断剂为六烃季铵，N_2 受体阻断剂为十烃季铵。

（2）肾上腺素能纤维：末梢释放去甲肾上腺素为神经递质的纤维，称肾上腺素能纤维。包括大部分交感神经节后纤维。

肾上腺素能受体：能与肾上腺素及去甲肾上腺素特异性结合的受体。分布于大多数交感神经节后纤维支配的效应器细胞膜上。包括 α 受体和 β 受体两类。

1）α 受体

分布：主要分布在小血管平滑肌上，尤其是皮肤、胃肠和肾脏等内脏血管平滑肌，也有的分布在子宫平滑肌、胃肠道括约肌和瞳孔括约肌上。

效应：主要是引起平滑肌兴奋，如血管平滑肌、子宫平滑肌及瞳孔括约肌的收缩等。但也有少数效应为抑制性的，如胃肠平滑肌抑制。

阻断剂：酚妥拉明。

2）β 受体

分布：β_1 受体主要分布于心肌细胞膜上，β_2 受体主要分布于胃肠平滑肌、支气管平滑肌、子宫平滑肌及膀胱逼尿肌等部位。

效应：β_1 受体兴奋，引起心肌细胞兴奋；β_2 受体兴奋，引起平滑肌抑制（如支气管舒张等）。

阻断剂：β 受体阻断剂为普萘洛尔（心得安），β_1 受体阻断剂为阿替洛尔、美托洛尔，β_2 受体阻断剂为布他沙明（丁氧胺）。

6. 中枢抑制　包括突触前抑制与突触后抑制。突触前抑制是指通过轴-轴式突触联系，改变突触前膜电位使突触后神经元兴奋性降低。突触后抑制是由抑制性中间神经元释放抑制性递质，使突触后神经元产生抑制性突触后电位，从而使突触后神经元发生抑制。包括传入侧支性抑制和回返性抑制两种。

突触前抑制与突触后抑制的区别：

比较项目	突触前抑制	突触后抑制
突触类型	轴-轴式突触联系	抑制性中间神经元
释放递质	使兴奋性递质释放减少	抑制性递质
抑制部位	突触前膜	突触后膜
突触后膜电位	EPSP减弱（去极化减弱）	IPSP（超极化抑制）
生理意义	对于调控外周感觉信息的传入具有重要意义	协调不同中枢间的活动，使神经元的活动及时终止，使同一中枢内神经元间的活动步调一致

第二节　神经系统的感觉功能

1. 感觉传导路　躯体感觉一般分为浅感觉和深感觉两大类。两类感觉传导路的共同特征是：一般由三级神经元构成，第一级位于脊神经节或脑神经节内，第二级位于脊髓后角或脑干内，第三级位于丘脑内。

2. 丘脑的感觉投射系统　包括特异性投射系统与非特异性投射系统两类。

（1）特异性投射系统

构成：由丘脑的特异感觉接替核、联络核及其投射纤维构成。

投射特点：投射到大脑皮层的特定感觉区，具有专一性，与皮层间是点对点的投射。

生理功能：产生特定感觉，并激发大脑皮层发出神经冲动。

（2）非特异性投射系统

构成：由丘脑的非特异感觉接替核及其纤维构成。

投射特点：经多次换元后，弥散性地投射到大脑皮层的广泛区域，即与皮层间不是点对点的投射。

生理功能：维持或改变大脑皮层的兴奋性，使机体保持觉醒状态。

3. 大脑皮层的感觉分析功能

(1) 体表感觉区：包括第一、第二体表感觉区，前者更重要。第一体表感觉区位于中央后回，其投射规律有：

1) 除头面部的感觉投射是双侧性投射外，其余均为交叉性投射。

2) 倒置安排，但头面部为正立安排。

3) 在皮层投射区域的大小与感觉分辨精细程度呈正相关，分辨愈精细的部位，其感觉代表区愈大。

(2) 本体感觉代表区：位于中央前回，此区也是运动区。

(3) 内脏感觉代表区：位于大脑皮层第一、二体表区，还包括边缘系统的某些皮层部位。

(4) 视觉代表区：位于枕叶距状裂周围的皮层。一侧枕叶皮层接受同侧眼颞侧半和对侧眼鼻侧半视网膜的传入纤维。

(5) 听觉代表区：位于颞叶皮层的颞横回和颞上回。一侧耳蜗接受双侧耳蜗感觉传入纤维的投射。

(6) 嗅觉代表区：位于梨状区皮层的前部，杏仁核的一部分。

4. 痛觉

(1) 概念：指伤害性刺激作用于机体某处引起的疼痛感觉，常伴有不愉快的情绪反应、内脏反应和躯体反应等，是机体受到威胁的警报信号，对机体具有保护意义。

(2) 分类：躯体痛和内脏痛两类。

(3) 内脏痛的特征：

1) 疼痛发生缓慢、持久。

2) 对疼痛部位的定位不精确，对刺激性质的分辨能力差。

3) 对机械牵拉、缺血、炎症及痉挛等刺激敏感，并常引起不愉快的情绪及恶心、呕吐及心血管等自主神经反应。

4) 常伴有牵涉痛。

(4) 牵涉痛：指某些内脏疾病常常引起远隔的体表部位发生疼痛或痛觉过敏的现象。

常见牵涉痛的部位：

内脏器官疾病	牵涉痛部位
心肌缺血	心前区、左肩、左上、前臂及小指尺侧
阑尾炎	早期于上腹部或脐周
胆囊炎、胆石症	右肩区
胃溃疡、胰腺炎	左上腹、肩胛区
肾结石	腹股沟区

第三节 神经系统对躯体运动的调节

1. 脊髓前角运动神经元 是脊髓完成姿势调节的结构基础。

脊髓前角运动神经元的种类及其传出纤维

神经元种类	传出纤维支配及末梢释放
α 运动神经元	支配梭外肌纤维，释放 ACh
β 运动神经元	支配梭内肌纤维，释放 ACh
γ 运动神经元	支配梭外肌与梭内肌纤维，释放 ACh

生理意义：脊髓 α 运动神经元是运动传出的最后公路。脊髓 α 运动神经元和脑运动神经元既接受外周信息传入，也接受从脑干到大脑皮层等各级高位中枢的下传信息，产生的传出冲动直达所支配的骨骼肌，发运随意运动、调节姿势及协调不同肌群的活动。

2. 脊休克

（1）概念：将脊髓与高位中枢离断后，断面以下的脊髓暂时丧失反射活动的能力进入无反应状态的现象，称为脊休克。

（2）主要表现：断面以下脊髓所支配的躯体与内脏活动均减退以至消失，如骨骼肌紧张性降低，甚至消失；发汗反射消失；外周血管扩张，血压降低；大、小便潴留。在断面以下的感觉和随意运动能力永久性丧失，不能恢复。

（3）脊休克的表现只是暂时的，还可逐渐恢复，其恢复情况受以下因素的影响：

1）动物越低等恢复越快，越高等恢复越慢。

2）简单的反射先恢复（如腱反射），复杂的反射后恢复（如对侧伸肌反射）。

3）有些反射恢复后加强（如屈肌反射），断面以下的感觉和随意运动能力无法恢复。

（4）产生原因：是由于脊髓离断后突然失去了高位中枢的调控作用所致，并非由切断损伤的刺激本身引起。

（5）意义：脊休克的产生与恢复情况，说明脊髓可以完成单独完成一些简单的反射活动，但正常时受到高位中枢易化及抑制作用的调控。

3. 牵张反射　指有神经支配的骨骼肌受到外力牵拉而伸长时，反射性地引起受牵拉的同一块肌肉收缩的反射。可以分为腱反射与肌紧张两类。

（1）腱反射：快速牵拉肌腱引起的牵张反射，如膝反射。临床上检查腱反射，可以了解神经系统的功能状态。若腱反射减弱或消失，提示反射弧的某一环节有损伤；如果腱反射亢进，提示高级中枢有病变。

（2）肌紧张：缓慢持续牵拉肌腱引起的牵张反射。肌紧张是维持躯体姿势的最基本反射，是姿势反射的基础。

4. 去大脑僵直

（1）概念：在中脑的上下丘之间切断脑干后，实验动物立即出现伸肌肌紧张亢进的现象，称为去大脑僵直，是一种增强的牵张反射。

（2）主要表现：四肢僵硬伸直，头尾昂起，脊柱挺硬。

（3）产生原因：由于切断了脑干网状结构与大脑皮层和纹状体等部位的功能联系，造成脑干网状结构抑制区的活动减弱，而易化区的活动明显占优势的结果。

5. 大脑皮层主要运动区

（1）位置：中央前回和运动前区。

（2）功能特征：

1）交叉性支配，但头面部除下部面肌和舌肌以外均为双侧支配。

2）倒置安排，但头面为正立安排。

3）运动区的大小与运动精细程度呈正相关。

6. 基底神经节的功能

（1）参与肌紧张的控制、随意运动的维持。

（2）处理本体感觉传入信息。

（3）参与自主神经活动的调节。

7. 小脑的功能

（1）前庭小脑：维持躯体的平衡和控制眼球运动。

（2）脊髓小脑：调节正在进行的运动，调节肌紧张。

（3）皮层小脑：参与随意运动的设计和程序的编制。

第四节　神经系统对内脏活动的调节

1. 自主神经系统的主要功能　自主神经包括交感神经与副交感神经，主要调节内脏、心血管、平滑肌和腺体的活动。其主要生理功能见下表。

自主神经系统的主要功能

器官	交感神经	副交感神经
心、血管	心率加快、心肌收缩力加强，皮肤血管与腹腔内脏血管收缩，肌肉血管可收缩或舒张	心率减慢，心肌收缩力减弱，部分血管舒张（如软脑膜与外生殖器的血管）
呼吸器官	支气管平滑肌舒张	支气管平滑肌收缩
消化器官	抑制胃肠运动与胆囊收缩，促进括约肌收缩，使唾液腺分泌黏稠唾液	促进胃液、胰液分泌，促进胃肠运动与胆囊收缩，使括约肌舒张，使唾液腺分泌稀薄唾液
膀胱、尿道	使膀胱逼尿肌舒张、括约肌收缩，抑制排尿	使膀胱逼尿肌收缩、括约肌舒张，促进排尿
子宫	使有孕子宫收缩、无孕子宫舒张	
眼	使瞳孔扩大，睫状肌舒张	使瞳孔缩小，睫状肌收缩
内分泌	促进糖原分解，促进肾上腺髓质激素的分泌	促进胰岛素的分泌
糖代谢	使血糖升高	使血糖降低
皮肤	促进汗腺分泌，竖毛肌收缩	

2. 自主神经系统的生理意义

（1）交感神经：主要参与机体的应急反应，调动机体许多器官的潜在能力，使机体迅速地适应环境的急剧变化。

（2）副交感神经：主要在于保护机体，促进机体的修整恢复，促进消化吸收和能量的积蓄，加强生殖与排泄功能等。

3. 自主神经系统的功能特征

（1）双重支配：机体内大部分的器官接受交感与副交感神经的双重支配，但肾上腺髓质、汗腺、竖毛肌，以及供应皮肤与骨骼肌的血管只接受交感神经的单一支配；

（2）功能相拮抗：交感神经与副交感神经对同一器官的作用一般是相拮抗的；

（3）紧张性支配：自主神经会经常发放低频率的冲动，使被支配的效应器经常维持一定的功能活动。

（4）其作用的发挥与效应器所处的功能状态有关，如交感神经可使有孕子宫收缩、无孕子宫舒张。

第五节　脑的高级功能

1. 条件反射　是通过后天的学习与训练而建立的反射，具有极大的易变性，存在明显的个体差异。建立条件反射的条件是强化，即将无关刺激与非条件刺激在时间上多次结合的过程。经过强化，无关刺激转化为条件刺激，条件反射建立。

2. 条件反射的生理意义　通过建立条件反射大大提高了机体对外环境的适应能力。

3. 人类条件反射的特点　具有两大信号系统，即第一信号系统与第二信号系统。其中第一信号系统是人类与动物所共有，而第二信号系统是人类特有的、区别于动物的主要特征。

巩固练习，决胜考场

一、名词解释

1. 突触

2. 神经递质

3. 脊休克

4. 特异性投射系统

5. 牵张反射

6. 腱反射

7. 肌紧张

8. 去大脑僵直

9. 牵涉痛

10. 受体

11. 反射

12. 强化

二、填空题

1. 沿神经纤维传导的动作电位称为_____，神经纤维的主要功能是_____。

2. 神经纤维传导兴奋的特征有生理完整性、_____、_____和_____。

3. 突触按其功能不同，可分为_____和_____两类。

4. 突触的结构，是由_____、_____和_____三部分组成。

5. EPSP 是由于突触前膜释放的兴奋性递质，与突触后膜受体结合，提高了突触后膜对 Na^+、K^+ 等的通透性，尤其是提高了_____通透性，从而导致突触后膜_____。

6. IPSP 是由于突触前膜释放的抑制性递质，与突触后膜受体结合，提高了突触后膜对 K^+、Cl^- 通透性，尤其是_____内流，从而导致突触后膜_____。

7. 在动物中脑上、下丘之间横断脑干后，出现_____紧张亢进的现象，称为_____。

8. 中枢抑制可分为_____和_____两类。

9. 全身体表感觉主要投射到_____，视觉的投射区在_____，听觉投射区在_____，大脑皮层的运动区在_____。

10. 牵张反射包括_____和_____两类，其中维持身体姿势，保持平衡的是_____。

11. 自主神经末梢释放的神经递质主要有_____和_____两类。

12. 胆碱能受体可分为_____受体和_____受体两种，各自的阻断剂分别为_____和_____。

13. 肾上腺素能受体主要可分为_____受体和_____受体两种，二者的阻断剂分别是_____和_____。

14. 某些内脏疾病往往引起体表部位发生疼痛或疼痛过敏现象，这种现象称为_____。

15. 小脑的主要功能有_____、_____和_____。

16. 交感神经兴奋时可引起血压_____，支气管平滑肌_____，胃肠运动_____，瞳孔_____，膀胱逼尿肌_____，尿道括约肌_____。

17. 副交感神经兴奋时可引起血压_____，支气管平滑肌_____，胃肠活动_____，瞳孔_____，膀胱逼尿肌_____，尿道括约肌_____。

18. 人和动物所共有的信号系统是_____，人类所特有的信号系统是_____。

19. 人体的基本生命中枢在_____，瞳孔对光反射中枢_____。

20. 建立条件反射的基本条件是强化，即_____与_____在时间上多次结合的过程。

三、选择题

A 型题

1. 在中枢神经系统内，神经元间的化学性突触传递中，下列哪一项不正确（ ）

　　A. 单向传递　　　　　　　B. 不衰减　　　　　　　C. 时间延搁

　　D. 电-化学-电反应　　　　E. 易疲劳

2. 兴奋性突触后电位的产生，是由于突触后膜对下列哪种离子的通透性提高（ ）

　　A. Na^+、K^+尤其是 K^+　　　　B. Ca^{2+}、K^+、Cl^-尤其是 Ca^{2+}

　　C. Na^+、K^+尤其是 Na^+　　　　D. K^+、Cl^-尤其是 Cl^-

　　E. Na^+、K^+、Ca^{2+}尤其是 Ca^{2+}

3. 关于抑制性突触后电位的叙述，哪一项是错误的（ ）

　　A. 突触前轴突末梢去极化

　　B. Ca^{2+}由膜外进入突触前膜内

　　C. 突触小泡释放递质，并与突触后膜受体结合

　　D. 突触后膜对 Cl^- 或 K^+ 的通透性升高

E. 突触后膜膜电位增大，引起突触后神经元发放冲动

4. 神经纤维传导兴奋的特征是 （　　　）

A. 生理完整性　　　　　　B. 双向性　　　　　　C. 绝缘性

D. 相对不疲劳性　　　　　E. 以上都是

5. 全身体表感觉主要投射区位于 （　　　）

A. 枕叶皮层　　　　　　　B. 颞叶皮层　　　　　C. 梨状区皮层

D. 中央前回　　　　　　　E. 中央后回

6. 下列哪一项属于胆碱能受体 （　　　）

A. M，α　　　　　　　　B. M，β　　　　　　C. M，α_1 和 β_1

D. M，α_1 和 β_2　　　E. M 和 N

7. 支配骨骼肌的躯体运动神经释放的递质是 （　　　）

A. 肾上腺素　　　　　　　B. 去甲肾上腺素　　　C. 儿茶酚胺

D. 多巴胺　　　　　　　　E. 乙酰胆碱

8. M 受体的阻断剂是 （　　　）

A. 筒箭毒　　　　　　　　B. 阿托品　　　　　　C. 普萘洛尔

D. 酚妥拉明　　　　　　　E. 西咪替丁

9. 兴奋性突触后电位 （EPSP） 是突触后膜电位的 （　　　）

A. 极化　　　　　　　　　B. 去极化　　　　　　C. 反极化

D. 复极化　　　　　　　　E. 超极化

10. 抑制性突触后电位 （IPSP） 是突触后膜电位的 （　　　）

A. 极化　　　　　　　　　B. 去极化　　　　　　C. 反极化

D. 复极化　　　　　　　　E. 超极化

11. 抑制性突触后电位 （IPSP） 的产生，主要由于提高了突触后膜对某种离子的通透性，这种离子是 （　　　）

A. Na^+　　　　　　　　B. K^+　　　　　　　C. Cl^-

D. Ca^{2+}　　　　　　　E. Mg^{2+}

12. 支配汗腺的交感神经纤维释放的递质是 （　　　）

A. 乙酰胆碱　　　　　　　B. 去甲肾上腺素　　　C. 谷氨酸

D. 多巴胺　　　　　　　　E. 肽类

13. 人的基本生命中枢位于 （　　　）

A. 延髓　　　　　　　　　B. 脑桥　　　　　　　C. 下丘脑

D. 丘脑　　　　　　　　　　E. 大脑皮层

14. 下列哪种反射为条件反射（　　）

A. 吸吮反射　　　　　　　　B. 眨眼反射

C. 屈肌反射　　　　　　　　D. 见到酸梅引起唾液分泌反射

E. 对侧伸肌反射

15. 躯体运动调节的最高级中枢位于（　　）

A. 延髓　　　　　　　B. 脑桥　　　　　　　C. 下丘脑

D. 丘脑　　　　　　　E. 大脑皮层

16. 引起痛温觉与触觉分离的脊髓症状是（　　）

A. 脊髓空洞症　　　　B. 完全离断　　　　　C. 半离断

D. 前根损伤　　　　　E. 后角病变

17. 在反射活动中，当刺激停止后，传出神经仍可持续地发放冲动，使反射再持续一段时间，此现象称为（　　）

A. 突触延搁　　　　　B. 时间总和　　　　　C. 兴奋的扩散

D. 相对不疲劳性　　　E. 后发放

18. 丘脑的感觉功能主要表现为（　　）

A. 主要是传导作用　　　B. 对感觉粗略的分析综合

C. 对感觉精细的分析综合　　D. 感觉传导换元接替站

E. 感觉分析的高级中枢

19. 丘脑特异性投射系统的特点是（　　）

A. 投射到大脑皮质的特定区域　　B. 弥散投射到大脑皮质的广泛区域

C. 通过上行激动系统发挥作用　　D. 维持或改变大脑皮质的兴奋性

E. 易受药物刺激

20. 非特异性投射系统的主要功能是（　　）

A. 调节内脏功能

B. 维持大脑皮质的兴奋状态

C. 维持睡眠状态

D. 引起特定感觉并激发大脑皮质发出神经冲动

E. 协调肌紧张

21. 下列哪一项是内脏痛的特点（　　）

A. 刺痛

B. 定位不明确

C. 必有牵涉痛

D. 牵涉痛的部位是内脏在体表的投影部位

E. 对电刺激敏感

22. 牵涉痛是指（　　）

A. 内脏痛引起体表特定部位的疼痛或痛觉过敏

B. 伤害性刺激作用于皮肤痛觉感受器引起的痛觉

C. 伤害性刺激作用于内脏痛觉感受器引起的痛觉

D. 肌肉和肌腱受牵拉时所产生的痛觉

E. 内脏及腹膜受牵拉时产生的感觉

23. 叩击髌韧带引起股四头肌收缩，属于（　　）

A. 肌紧张　　　　　　　B. 腱反射　　　　　　　　C. 屈肌反射

D. 姿势反射　　　　　　E. 多突触反射

24. 维持躯体姿势的最基本的反射是（　　）

A. 屈肌反射　　　　　　B. 肌紧张　　　　　　　　C. 对侧伸肌反射

D. 翻正反射　　　　　　E. 腱反射

25. 痛觉感觉器，可能属于（　　）

A. 牵张感受器　　　　　B. 机械感受器　　　　　　C. 温度觉感受器

D. 化学感受器　　　　　E. 触压觉感受器

26. 脊休克产生的原因是（　　）

A. 横断脊髓的损伤性刺激

B. 外伤所致的代谢紊乱

C. 横断脊髓时大量出血

D. 脊髓离断以后，断面以下丧失高位中枢的调控

E. 失去了脑干网状结构易化区的始动作用

27. 副交感神经兴奋的表现是（　　）

A. 心跳加快　　　　　　B. 支气管平滑肌舒张　　C. 胃肠运动加强

D. 瞳孔散大　　　　　　E. 胰岛素分泌减少

28. 对牵张反射的叙述，下列哪一项是错误的（　　）

A. 感受器是肌梭　　　　　　　　B. 基本中枢位于脊髓

C. 是维持姿势的基本反射　　　　D. 脊髓被横断后，牵张反射永远消失

E. 引起受牵拉的同一块肌肉收缩

29. 关于条件反射的叙述，错误的是 （   ）

A. 形成的基本条件是强化　　　　B. 是后天经过学习形成的

C. 数量无限　　　　　　　　　　D. 使机体具有更大的适应性

E. 不容易消退

30. 在下列现象中，属于正反馈的是 （   ）

A. 腱反射　　　　　　　B. 减压反射　　　　　　C. 排尿反射

D. 肺牵张反射　　　　　E. 对侧伸肌反射

31. 应用阿托品后可出现的生理活动改变是 （   ）

A. 心率减慢　　　　　　B. 气道阻力增加　　　　C. 闭汗

D. 肠蠕动增加　　　　　E. 缩瞳

32. 人类与动物在条件反射方面的最主要区别是 （   ）

A. 能形成条件反射　　　B. 具有第一信号系统

C. 条件反射的分化程度　D. 具有第二信号系统

E. 条件反射的消退

33. 下列哪项，只接受交感神经的支配 （   ）

A. 心脏　　　　　　　　B. 支气管平滑肌　　　　C. 胃肠道

D. 皮肤和腹腔内脏血管　E. 膀胱逼尿肌

34. 人类小脑损伤会出现何种表现 （   ）

A. 意向性震颤　　　　　B. 肌张力降低　　　　　C. 静止性震颤

D. 偏瘫　　　　　　　　E. 位置性震颤

35. 关于牵涉痛的描述，下列哪项正确 （   ）

A. 为患病内脏周边区的痛觉过敏

B. 体腔壁痛是牵涉痛的一种表现

C. 牵涉痛的放射部位具有确定性

D. 所有内脏痛都有牵涉痛的表现

E. 牵涉痛是疾病预后不良的征兆

36. 下列各项生理活动中，属于条件反射的是 （   ）

A. 呼吸道黏膜受分泌物或异物刺激而引起咳嗽

B. 异物轻触眼角膜而引起眨眼动作

C. 叩击髌骨下方股四头肌肌腱而引起小腿前伸

D. 肢体受到伤害性刺激时产生疼痛而缩回

E. 闻到食物香味而引起唾液分泌

37. 外力牵拉有神经支配的骨骼肌并使其伸长时，受牵拉的肌肉产生反射性的收缩，称为（　　）

A. 条件反射　　　　　　B. 牵张反射　　　　　　C. 腱反射

D. 肌紧张　　　　　　　E. 减压反射

38. 参与应急反应的是（　　）

A. 上行激动系统　　　　B. 交感-肾上腺髓质系统

C. 迷走-胰岛素系统　　　D. 特异性投射系统

E. 非特异性投射系统

39. 下列属于非条件反射的是（　　）

A. "望梅止渴"　　　　　B. "谈梅止渴"　　　　　C. "吃梅止渴"

D. 以上均是　　　　　　E. 以上均不是

40. 瞳孔对光反射的中枢在（　　）

A. 脊髓　　　　　　　　B. 中脑　　　　　　　　C. 延髓

D. 下丘脑　　　　　　　E. 大脑皮层

X 型题

1. 关于兴奋在中枢传递的特征的下列描述，哪些正确（　　）

A. 突触延搁　　　　　　B. 单向传递　　　　　　C. 总和

D. 相对不疲劳性　　　　E. 易受内环境变化与药物的影响

2. 神经-骨骼肌接头属于（　　）

A. 化学性突触　　　　　B. 电突触　　　　　　　C. 定向突触

D. 非定向突触　　　　　E. 以上都是

3. 下列神经纤维中，属于胆碱能纤维的包括（　　）

A. 躯体运动神经纤维　　B. 所有副交感节后纤维

C. 骨骼肌舒血管纤维　　D. 多数汗腺神经纤维

E. 所有交感节后纤维

4. 下列有关痛觉的描述，哪项正确（　　）

A. 体表感觉主要投射到中央后回

B. 视觉主要投射到颞叶皮层

C. 听觉投射到颞叶皮层

D. 嗅觉区投射到梨状区皮层的前部

E. 味觉投射到中央后回头部感觉投射区之下侧

5. 当发生有机磷农药中毒时可出现 （　　）

A. 骨骼肌收缩颤动　　　　B. 瞳孔缩小　　　　　　C. 大汗淋漓

D. 心率加速　　　　　　E. 骨骼肌舒张

6. 内脏痛具有以下哪些特点 （　　）

A. 定位不准确　　　　　　B. 主要表现为慢痛

C. 对扩张和牵拉刺激敏感　　D. 常引起不愉快的情绪活动

E. 以上都不是

7. 小脑的主要功能包括 （　　）

A. 发动随意运动　　　　　B. 协调随意运动　　　　C. 调节肌紧张

D. 维持姿势　　　　　　E. 产生痛觉

8. 下列哪项属于内脏痛的特征 （　　）

A. 疼痛尖锐而定位不清楚，发生快，消失也快

B. 定位不准确

C. 对机械牵拉、缺血、炎症和痉挛等刺激敏感

D. 常伴有情绪反应

E. 常伴有牵涉痛

9. 下列哪些属于自主神经的功能特征 （　　）

A. 对同一效应器的双重支配

B. 紧张性支配

C. 对整体生理功能调节的意义

D. 效应器所处的功能状态对自主神经作用的影响

E. 与感觉密切相关

10. 下列交感神经兴奋的表现中，哪项正确 （　　）

A. 瞳孔缩小　　　　　　B. 心跳加快加强　　　C. 支气管平滑肌舒张

D. 胃肠运动减弱　　　　E. 糖原分解增多，血糖升高

四、简答题

1. 神经纤维传导兴奋的特征有哪些？

2. 试比较兴奋性突触后电位（EPSP）与抑制性突然后电位（IPSP）的异同。

3. 简述中枢兴奋传递（突触传递）的特征。

4. 简述内脏痛的特点。

5. 牵张反射的类型有哪几种？各有何生理意义？

6. 简述兴奋性突触的传递过程。

7. 简述抑制性突触的传递过程。

8. 比较条件反射与非条件反射的异同点。

9. 简述交感神经系统功能活动的意义。

10. 简述副交感神经系统功能活动的意义。

11. 去大脑僵直产生的机理如何？

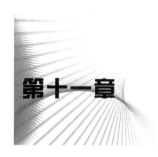

第十一章

内 分 泌

第一节 概 述

1. 内分泌系统　是由内分泌腺（垂体、甲状腺、肾上腺、胰岛、甲状旁腺、性腺、松果体等）和散在的内分泌细胞（存在于胃肠道、下丘脑、心脏、血管、胎盘、肺脏、肾脏等器官或组织内）组成的一个信息传递系统。

2. 激素　由内分泌腺或散在的内分泌细胞分泌的具有传递信息作用的高效能生物活性物质。

3. 激素的作用方式

作用方式	概念	举例
远距分泌	即一般所讲的内分泌，指激素释放后，直接进入毛细血管，通过血液循环运输至远距离的靶组织（细胞）而发挥作用	肾上腺素与去甲肾上腺素对心、血管的作用
旁分泌	激素释放后，进入细胞外液，经组织液扩散作用于邻近的靶细胞发挥作用	生长抑素对胃酸分泌的抑制作用
自分泌	有些内分泌细胞分泌的激素经局部组织液扩散后，又返回作用于该内分泌细胞本身	生长激素释放激素对自身的反馈调节
神经分泌	神经内分泌细胞分泌的激素，沿轴浆运输至末梢，释放后直接作用于靶细胞，或进入血液，经血液循环运输至靶细胞而发挥作用	抗利尿激素、催产素作用的发挥

4. 分类　激素种类繁多，按其化学性质可分为以下四类：

（1）含氮类激素：包括蛋白质、肽类激素（胰岛素、腺垂体激素、胃肠激素等）和胺类激素（肾上腺素、甲状腺激素）。此类激素易被消化酶破坏，故不宜口服。

（2）类固醇类（甾体）激素：包括肾上腺皮质激素（皮质醇、醛固酮）和性激素（雄激素、雌激素与孕激素）。此类激素不易被消化酶破坏，故可口服。

（3）固醇类激素：如维生素 D_3、25-羟维生素 D_3 及 1,25-二羟维生素 D_3。

（4）脂肪酸衍生物：如前列腺素。

5. 激素作用的一般特征

（1）信息传递作用：激素能将生物信息传递给靶细胞，起到第一信使的作用。

（2）相对特异性：激素能选择性地识别靶器官、靶组织或靶细胞上的特异性受体，并与之结合，产生生理效应。

（3）高效能生物放大作用：激素的含量甚微，但作用显著。与受体结合后会产生一系列高效的酶促放大作用。

（4）激素间的相互作用：包括激素间的协同作用、拮抗作用与允许作用。其中允许作用指有些激素本身不能对某些器官、组织或细胞产生生物效应，但它的存在却可使另一种激素的作用明显增强。如糖皮质激素对儿茶酚胺调节心、血管的活动有允许作用。

6. 激素分泌的调节

（1）下丘脑-腺垂体-靶腺轴三级水平的调节。

（2）在下丘脑-腺垂体-靶腺轴三级水平的调节中，下级细胞分泌的激素对上级细胞的分泌活动具有反馈调节。

（3）神经调节。

（4）不同激素间的相互调节。

第二节　下丘脑与垂体

1. 下丘脑调节肽　指由下丘脑促垂体区的神经内分泌细胞分泌的，用以调节腺垂体激素释放的肽类激素。共 9 种，其种类及作用：

种类	英文缩写	主要作用
促甲状腺激素释放激素	TRH	促进腺垂体 TSH 的释放
促性腺激素释放激素	GnRH	促进腺垂体 LH、FSH 的释放
促肾上腺皮质激素释放激素	CRH	促进腺垂体 ACTH 的分泌
生长激素释放激素	GHRH	促进生长激素的分泌
生长激素释放抑制激素	GHRIH	抑制生长激素的分泌
催乳素释放因子	PRF	促进催乳素的释放
催乳素释放抑制因子	PRIF	抑制催乳素的释放
促黑激素释放因子	MRF	促进促黑激素的分泌
促黑激素释放抑制因子	MIF	抑制促黑激素的分泌

2. 腺垂体激素　腺垂体是人体内最重要的内分泌腺，能分泌 7 种激素。其中 4 种为促激素，包括 TSH、ACTH、FSH 和 LH，能直接作用于靶腺，参与形成下丘脑-垂体-靶腺轴；3 种为无作用靶腺，直接作用于靶组织或靶细胞的激素，包括 GH、PRL 和 MSH。

（1）生长激素（GH）：是腺垂体中分泌量最多的一种激素，具有种属特异性，从其他动物垂体中提取的生长激素（除猴外）对人类无效。生长激素的生理作用如下：

1）生长激素对人体骨骼、肌肉和内脏器官具有明显的促生长作用，但对脑的发育无影响。幼年时期若分泌不足，可引起侏儒症（身材矮小、智力正常），若分泌过多，则引起巨人症；成年时期分泌过多，引起肢端肥大症。

2）促进代谢：生长激素对代谢有广泛影响，能促进蛋白质的合成、脂肪分解与血糖升高，有利于机体的生长发育和组织修复。

3）参与应激反应，是机体重要的由腺垂体分泌的参与应激反应的激素之一。

（2）催乳素（PRL）：平时血液中催乳素的浓度很低，妊娠期和哺乳期血液中催乳素水平显著升高。催乳素的生理作用如下：

1）对乳腺：促进乳腺的生长发育，引起并维持泌乳。

2）对性腺：在女性，小剂量的催乳素能促进卵巢排卵及合成雌、孕激素，大剂量时，则抑制排卵及其合成。在男性，能促进前列腺及精囊腺的生长，促进睾酮的合成。

3）参与应激反应：催乳素是应激反应中腺垂体分泌的激素之一。机体在应激状态下，血中催乳素水平明显升高。

3. 神经垂体激素　神经垂体不能合成激素，但可以储存与释放由下丘脑视上核与室旁核合成的 ADH 和 OXT。

1）抗利尿激素（ADH）：又称为血管升压素（VP）。在生理剂量下，能增强远曲小管和集合管对水的通透性，产生抗利尿的作用。在超生理剂量的情况下，能使血管平滑肌收缩，升高血压。

2）催产素（OXT）：促进乳汁排出，营养乳腺，维持哺乳期乳腺不致萎缩；促进妊娠子宫的收缩。

第三节　甲状腺的内分泌

甲状腺是人体内最大的内分泌腺，甲状腺腺泡上皮细胞是甲状腺激素合成与释放的部位。甲状腺激素有 T_3 与 T_4 两种，其生理作用有：

（1）甲状腺激素可显著提高机体的耗氧量和产热量，使基础代谢率升高。

（2）对物质代谢的作用。生理水平的甲状腺激素促进蛋白质的合成，过量则促进蛋白质分解；既可升高血糖，又可降低血糖；促进脂肪和胆固醇的分解。

（3）甲状腺激素能促进机体的生长发育，尤其对婴幼儿脑和骨的生长、发育更为重要。若胚胎期缺碘而导致甲状腺激素合成不足或出生后甲状腺功能低下的患者，不仅身材矮小，而且智力低下，称呆小症（克汀病）。

（4）甲状腺激素能提高中枢神经系统兴奋性，对儿茶酚胺起允许作用。

（5）甲状腺激素还可影响循环系统、消化系统、生殖系统等的功能。

第四节　肾上腺的内分泌

肾上腺由皮质和髓质两部分组成。皮质由外向内分为球状带、束状带和网状带三部分。球状带分泌盐皮质激素，主要调节体内水盐代谢，以醛固酮为代表；束状带分泌糖皮质激素，以皮质醇为代表；网状带主要分泌性激素，也可分泌少量的糖皮质激素。髓质中的嗜铬细胞分泌肾上腺素和去甲肾上腺素，二者皆为儿茶酚胺类激素。

1. 糖皮质激素的生理作用　糖皮质激素对于机体生命活动的维持极为重

要，生理作用广泛而复杂。

（1）对物质代谢：促进糖异生、抑制葡萄糖的利用而升高血糖；促进肝外组织（尤其是肌肉）蛋白质的分解，加速氨基酸入肝转化为糖原；促进脂肪的分解、脂肪酸的氧化，使脂肪在机体内重新分布；有较弱的保钠排钾作用，增加肾小球滤过率，有利于水的排出。

（2）对血液系统：能使血液中的红细胞、血小板及中性粒细胞增多；使淋巴细胞和嗜酸性粒细胞减少。

（3）对循环系统：能增强血管平滑肌对儿茶酚胺的敏感性（允许作用），提高血管的张力以维持血压。

（4）对消化系统：能增加胃酸与胃蛋白酶原的分泌，可诱发或加剧溃疡。

（5）对呼吸系统：能促进胎儿肺泡发育和肺泡表面活性物质的生成。

（6）对神经系统：能提高中枢神经系统的兴奋性。

（7）参与应激反应：能提高机体对有害刺激的耐受力和生存能力。

※应激反应：指机体遭受到多种有害刺激（如创伤、感染、疼痛、手术、饥饿、寒冷等应激刺激）时，下丘脑-腺垂体-肾上腺皮质轴功能活动增强，使腺垂体 ACTH 和束状带糖皮质激素分泌增多，使机体产生一系列增强抵抗力与耐受力的非特异性反应，称为应激反应。

2. 肾上腺髓质激素的生理作用　均由肾上腺髓质嗜铬细胞分泌，且以肾上腺素为主。血液中的肾上腺素，主要来自肾上腺髓质；而血液中的去甲肾上腺素主要来自交感神经末梢释放，其次是肾上腺髓质。

（1）肾上腺素与去甲肾上腺素的生理作用：

	肾上腺素	去甲肾上腺素
心	心肌收缩力增强，心率加快，心输出量增多（强心剂）	心率减慢（在体），心输出量增减不定
血管	皮肤、肾脏、胃肠血管收缩，冠状血管、骨骼肌血管舒张，血压升高（因心输出量增加）	全身血管收缩，血压显著升高（因外周阻力增大，升压药）
支气管平滑肌	舒张	稍舒张
胃肠平滑肌	活动减弱	活动减弱作用不明显
糖代谢	血糖明显升高	血糖升高
脂肪代谢	分解	分解
瞳孔	开大	开大

（2）参与应急反应：机体在遭遇各种紧急情况（如失血、缺氧、创伤及剧烈运动等应急刺激）时，引起的以交感-肾上腺髓质系统活动增强、肾上腺素与去甲肾上腺素分泌增多为主的适应性反应，称为应急反应。通过循环、呼吸及代谢等方面的作用，调动机体的潜在能力以适应环境的变化。

第五节　胰岛的内分泌

胰腺既是外分泌腺，可分泌胰液，又是内分泌腺，即胰岛的内分泌。胰岛包括：①A细胞，分泌胰高血糖素；②B细胞，分泌胰岛素；③D细胞，分泌生长抑素；④PP细胞，分泌胰多肽。

1. 胰岛素的生理作用　①降低血糖；②促进蛋白质的合成，抑制蛋白质的分解，与生长激素共同作用促进机体的生长；③促进脂肪的合成，抑制其分解；④促进K^+进入细胞，以降低血K^+。

2. 胰高血糖素的生理作用　①升高血糖；②促进氨基酸转化为葡萄糖，抑制蛋白质的合成；③促进脂肪的分解，加强脂肪酸的氧化。

第六节　甲状旁腺素、降钙素与维生素D_3

甲状旁腺分泌的甲状旁腺素（PTH）、甲状腺C细胞分泌的降钙素（CT）和1,25-二羟维生素D_3是直接参与机体钙、磷代谢调节的主要激素，以维持血钙、血磷水平的正常。

1. PTH的生理作用　PTH是调节血液中钙、磷代谢水平最重要的激素，能升高血钙、降低血磷。

2. CT的生理作用　降低血钙与血磷。

3. 1,25-二羟维生素D_3的生理作用　促进小肠黏膜对钙、磷的吸收；促进肾小管对钙、磷的重吸收；动员骨钙入血，升高血钙浓度。

巩固练习，决胜考场

一、名词解释

1. 激素

2. 激素的允许作用

3. 应急反应

4. 应激反应

5. 呆小症

6. 向心性肥胖

7. 肢端肥大症

二、填空题

1. 激素按其分子结构和化学性质不同，可分为_____和_____。

2. 激素的信息传递方式有_____、_____、_____和_____。

3. 激素作用的一般特征有_____、_____、_____和_____。

4. 腺垂体分泌的促性腺激素主要是_____和_____。

5. 神经垂体不能合成激素，但可贮存与释放下丘脑的_____和_____。

6. 合成甲状腺激素的原料主要是_____和_____。

7. 幼年时期缺乏甲状腺激素导致_____，而成年人缺乏甲状腺激素将导致_____。

8. 机体内调节钙、磷代谢的激素主要有_____、_____和_____。

9. 当血钙升高时，甲状旁腺的分泌_____，降钙素的分泌_____。

10. 肾上腺皮质激素包括_____、_____和性激素。

11. 当血糖浓度升高，胰岛素的分泌_____，胰高血糖素的分泌_____。

12. 幼年时期，生长激素分泌不足将导致_____，分泌过多将导致_____；而成年时期分泌过多将导致_____。

13. 机体在应激反应中，主要以_____和_____激素分泌明显增加；而在应急反应中，主要以_____和_____的分泌明显增加。

三、选择题

A 型题

1. 下列激素中，属于类固醇激素的是（   ）

A. 生长激素　　　　B. 甲状腺激素　　　　　　C. 糖皮质激素

D. 促甲状腺激素　　E. 甲状旁腺激素

2. 下列哪种激素不是由腺垂体合成与分泌的（   ）

A. 生长激素　　　　　B. 促甲状腺激素　　　　C. 催产素

D. 促肾上腺皮质激素E. 卵泡刺激素

3. 幼年时期生长激素分泌过少会导致（　　　）

A. 侏儒症　　　　　B. 巨人症　　　　　　C. 肢端肥大症

D. 向心性肥胖　　　E. 黏液性水肿

4. 下列作用中不属于生长激素的作用是（　　　）

A. 促进骨的生长　　B. 促进蛋白质合成　　C. 促进脂肪合成

D. 减少糖的利用　　E. 促进神经系统的分化与发育

5. 影响神经系统发育最重要的激素是（　　　）

A. 糖皮质激素　　　B. 盐皮质激素　　　　C. 生长激素

D. 肾上腺素　　　　E. 甲状腺激素

6. 地方性甲状腺肿的主要发病原因是（　　　）

A. 食物中长期缺钙　　B. 食物中长期缺维生素 A

C. 食物中长期缺钠　　D. 食物中长期缺碘

E. 食物中长期缺维生素 B_{12}

7. 血管升压素的主要生理作用是（　　　）

A. 降低肾集合管对水的通透性　　B. 使血管收缩，维持血压

C. 促进肾对钠的重吸收　　　　　D. 增加肾集合管对水的通透性

E. 抑制同向转运体的作用

8. 甲状腺功能低下的患者可表现为（　　　）

A. 代谢率降低　　　　B. 体重减轻　　　　C. 易兴奋

D. 耐寒　　　　　　　E. 心率过快

9. 调节降钙素与甲状旁腺素分泌的主要因素是（　　　）

A. 血钙浓度　　　　　B. 血钠浓度　　　　C. 血钾浓度

D. 氨基酸浓度　　　　E. 其他激素的作用

10. 临床上长期服用糖皮质激素，对腺垂体的影响是（　　　）

A. 促进生长素分泌　　B. 促进 ACTH 分泌

C. 抑制 ACTH 分泌　　D. 促进甲状腺激素分泌

E. 促进肾上腺素分泌

11. 在糖皮质激素的生理作用中，下列哪项正确（　　　）

A. 不影响水盐代谢　　B. 使中性粒细胞数量减少

C. 参与维持正常血压　　D. 使淋巴细胞增加

E. 使肾小球滤过率降低

12. 切除实验动物双侧肾上腺引起死亡，主要是因为缺乏 （　　）

A. 糖皮质激素　　　　　B. 盐皮质激素和糖皮质激素

C. 去甲肾上腺素　　　　D. 醛固酮

E. 盐皮质激素

13. 糖皮质激素过多时，会产生 （　　）

A. 侏儒症　　　　　　　B. 水中毒　　　　　　　C. 肢端肥大症

D. 向心性肥胖　　　　　E. 呆小症

14. 影响胰岛素分泌最重要的因素是 （　　）

A. 血钙浓度　　　　　　B. 血钾浓度　　　　　　C. 血中脂肪酸

D. 血糖浓度　　　　　　E. 血中氨基酸

15. 下列哪项是胰岛素的生理作用 （　　）

A. 促进葡萄糖转化为脂肪

B. 促进糖异生

C. 抑制外周组织对葡萄糖的摄取和利用

D. 抑制脂肪的合成

E. 促进蛋白质分解

16. 下列哪种激素不利于机体的生长发育 （　　）

A. 甲状腺激素　　　　　B. 糖皮质激素　　　　　C. 胰岛素

D. 雌激素　　　　　　　E. 生长激素

X 型题

1. 激素的作用方式包括下列哪项 （　　）

A. 远距分泌　　　　　　B. 自分泌　　　　　　　C. 神经分泌

D. 旁分泌　　　　　　　E. 经淋巴管分泌

2. 可促进生长激素分泌的因素有 （　　）

A. 甲状腺激素　　　　　B. 雌激素　　　　　　　C. 应激刺激

D. 雄激素　　　　　　　E. 慢波睡眠

3. 腺垂体分泌的激素有 （　　）

A. 血管升压素　　　　　B. 催产素　　　　　　　C. 催乳素

D. 促卵泡激素　　　　　E. 生长素释放激素

4. 成人甲状腺功能低下时，对机体的影响有 （　　　）

A. 基础代谢升高，产热量增加

B. 皮下黏液性水肿

C. 血糖升高、出现糖尿

D. 基础代谢降低

E. 智力低下

5. 在应激反应中，血中含量增多的激素是 （　　　）

A. 促肾上腺皮质激素　　　　B. 糖皮质激素

C. 生长激素　　　　　　　　D. 催乳素

E. 肾上腺素和去甲肾上腺素

四、简答题

1. 简述激素作用的一般特征。

2. 简述生长激素的生理作用。

3. 影响糖代谢的激素有哪些？分别是如何影响的？

4. 简述甲状腺激素的生理作用。

5. 长期大量使用糖皮质激素的患者，为什么不能突然停药？

第十二章

生　殖

提炼精华，突显考点

生物体生长发育成熟后，能够产生与自己相似的子代个体的过程，称为生殖。人类生殖过程包括生殖细胞的生成、妊娠与分娩。通过生殖可以维持种系的繁衍和生命的延续。

第一节　男性生殖

1. 男性生殖的主性器官是睾丸，附性器官有附睾、输精管、精囊腺、前列腺、尿道球腺和阴茎等。

2. 睾丸的功能　是生成精子和分泌雄激素。

（1）睾丸的生精功能

1）生精部位：在睾丸的曲细精管上皮细胞。

2）生精过程：从青春期开始，睾丸小叶曲细精管内的精原细胞→初级精母细胞→次级精母细胞→精子细胞→成熟精子。一个精原细胞发育为成熟的精子，历时约两个半月的时间。

3）影响精子生成的因素：①温度，阴囊内的温度比腹腔低约2℃，利于精子的生成；②年龄，男性45岁以后，生精能力降低；③疾病、吸烟、酗酒等因素，可抑制生精。

（2）睾丸的内分泌功能：睾丸间质细胞能分泌雄激素，睾丸支持细胞能分泌抑制素。

1）雄激素的生理作用：维持生精；刺激生殖器官的生长发育；促进男性副性征的出现并维持其正常状态及性欲；促进红细胞生成、蛋白质合成及骨骼的生长；促进胚胎内外生殖器的发育。

2）抑制素的生理作用：能选择性地作用于腺垂体，对 FSH 的合成与分泌具有较强的抑制作用，而在生理剂量时，对 LH 的分泌无影响。

第二节　女 性 生 殖

1. 女性生殖的主性器官是卵巢，附性器官有输卵管、子宫、阴道及外生殖器等。

2. 卵巢的功能　是产生卵子与分泌雌、孕激素。

（1）生卵功能：卵巢内含有许多处于不同发育阶段的卵泡，从青春期开始，一个月通常有 15~20 个卵泡开始生长发育，但一般只有 1~2 个卵泡发育成为优势卵泡，并成熟排卵，其余卵泡则退化闭锁。卵巢的生卵功能是在腺垂体促性腺激素的直接作用下，呈现月周期性的变化，即卵巢周期，分为卵泡期或排卵前期、排卵期和黄体期或排卵后期。在排卵前，LH 高峰的出现是诱导排卵的关键因素。

（2）内分泌功能：卵巢主要分泌雌激素、孕激素、抑制素以及少量的雄激素。

1）雌激素的生理作用：促进女性生殖器官的发育；促进乳腺的发育，促进女性出现并维持第二性征；促进蛋白质的合成；促进骨及骨骺的愈合；调节促性腺激素的分泌；使子宫内膜出现增生期的变化；使阴道分泌物呈酸性并增强其抵抗力。

2）孕激素的生理作用：调节促性腺激素的分泌；在雌激素的基础上，使子宫内膜进一步增厚，并开始分泌；降低子宫肌的兴奋性及其对催产素的敏感性，抑制母体对胎儿的排斥反应，以利妊娠的维持；促进乳腺腺泡的发育和成熟，为分娩以后的泌乳作准备；使血管与消化道平滑肌松弛；产热作用，使女性的基础体温在排卵以后，升高约 0.5℃，故临床上可据此改变作为判断排卵日期的标志之一。

3. 月经周期　青春期女性，在下丘脑-腺垂体-卵巢轴的调节下，子宫内膜发生周期性（每月 1 次）剥落、出血的现象，称为月经。自月经来潮的前一天至下一次月经来潮的前一天所经历的时间，称为一个月经周期，也称子宫周期。正常时间为 20~40 天，平均 28 天。在月经周期中，由于卵巢激素的周期性分泌，子宫内膜功能层发生周期性的变化，其变化可分为以下三期：

（1）月经期：相当于月经周期的第 1~5 天，此期螺旋小动脉痉挛收缩，子宫内膜缺血、缺氧、水肿、剥脱、出血。

（2）增殖期：相当于月经周期的第 6~14 天，此期子宫内膜开始修复，增生变厚，螺旋动脉迅速生长，腺体增生，但腺体尚不分泌。

（3）分泌期：相当于月经周期的第 15~28 天，此期子宫内膜进一步增生变厚，螺旋动脉增长、卷曲、扩张充血，腺体进一步增长、弯曲并呈分泌状态，分泌富含糖原的分泌物。

4. 月经周期的激素调节　在一个月经周期中，血液中的雌、孕激素，下丘脑的 GnRH，腺垂体的 FSH 和 LH 的水平均呈现周期性的变化。

（1）在卵泡期：血液中的雌、孕激素浓度比较低，对下丘脑和腺垂体的负反馈抑制作用较弱，致血中 GnRH、FSH 和 LH 的水平增加，作用于卵巢，使雌激素的分泌增加，致子宫内膜进入增殖期。在排卵前一天，血中雌激素的量达高峰，正反馈促进腺垂体 FSH 和 LH 的分泌，以 LH 为主，并形成 LH 峰。

（2）排卵期：在 LH 峰的诱导下，成熟卵泡排卵。

（3）黄体期：排卵后，卵泡壁内陷，血液进入卵泡腔，经凝固形成血体，与卵泡壁的颗粒及内膜细胞共同形成黄体。在腺垂体 LH 的作用下，黄体分泌大量的雌、孕激素，使血中的雌、孕激素的水平增加。大量的孕激素，使子宫内膜处于分泌期，为妊娠做准备。同时，负反馈抑制下丘脑及腺垂体的分泌，使血中 GnRH、FSH 和 LH 的水平降低。如果未受精，黄体则在排卵后的第 10 天开始退化，形成白体，也称月经黄体，使血中的雌、孕激素水平迅速降低，子宫内膜进入月经期，月经来潮，并进入下一个月经周期。如果受精，在胎盘分泌的人绒毛膜促性腺激素（hCG）的作用下，黄体继续发育为妊娠黄体，持续分泌大量的雌、孕激素，以维持妊娠。

巩固练习，决胜考场

一、名词解释

1. 月经

2. 月经周期

3. 生殖

二、填空题

1. 睾丸的功能有_____和_____功能。

2. 睾丸间质细胞分泌_____，反馈抑制腺垂体_____分泌。支持细胞分泌_____，反馈抑制_____分泌。

3. 卵巢具有_____和_____功能。

4. 在月经周期中，子宫内膜的变化，可分为_____期、_____期和_____期。

5. 维持妊娠的主要激素有_____、_____和_____三种。

6. 雌激素_____输卵管和子宫平滑肌的收缩，孕激素_____输卵管和子宫平滑肌的收缩。

三、选择题

A 型题

1. 分泌睾酮的细胞是（   ）

A. 睾丸支持细胞　　　　　B. 睾丸间质细胞　　　　　C. 精原细胞

D. 精母细胞　　　　　　　E. 睾丸生殖细胞

2. 抑制素是由下列哪种细胞分泌的（   ）

A. 睾丸支持细胞　　　　　B. 睾丸间质细胞　　　　　C. 精原细胞

D. 精母细胞　　　　　　　E. 睾丸生殖细胞

3. 下列哪项激素，能刺激红细胞生成增多（   ）

A. 睾酮　　　　　　　　　B. 孕激素　　　　　　　　C. 黄体生成素

D. 催产素　　　　　　　　E. 雌激素

4. 关于孕激素的作用，下列哪项正确（   ）

A. 促进子宫发育　　　　　B. 使子宫内膜呈分泌期变化

C. 使子宫内膜呈增生期变化　　D. 促进输卵管运动

E. 促进并维持女性第二性征

5. 引起排卵最重要的激素是 (　　)

A. FSH 峰　　　　　　　　B. GH 峰　　　　　　　C. PRL 峰

D. LH 峰　　　　　　　　E. PRL 峰

6. 排卵后子宫内膜呈现分泌期的变化，主要是由于 (　　)

A. 高浓度的孕激素的作用　B. 高浓度的雌激素的作用

C. 雌、孕激素的共同作用　D. 雄、孕激素的共同作用

E. 黄体生成素高峰的出现

7. 使女性基础体温在排卵后升高的激素是 (　　)

A. 卵泡刺激素　　　　　　B. 黄体生成素　　　　　C. 甲状腺激素

D. 孕激素　　　　　　　　E. 雌激素

8. 下列哪项组织不能合成雌激素 (　　)

A. 肾上腺皮质　　　　　　B. 肾上腺髓质　　　　　C. 胎盘

D. 黄体　　　　　　　　　E. 卵巢

9. 在女性，月经来潮是由于其血液中何种激素的浓度下降所致 (　　)

A. 雌激素　　　　　　　　B. 孕激素　　　　　　　C. 雌激素和孕激素

D. 雌激素和孕激素　　　　E. 卵泡刺激素和黄体生成素

10. 下列关于雌激素与孕激素共同点的描述，哪项正确 (　　)

A. 促进乳腺导管增生　　　B. 使子宫内膜增生、变厚

C. 促进阴道上皮细胞角化　D. 减少宫颈黏液的分泌

E. 使子宫肌与输卵管上皮细胞的活动减弱

X 型题

1. 睾酮的主要生理作用有 (　　)

A. 维持生精过程　　　　　　B. 促进男性生殖器官生长、发育

C. 维持男性副性征的出现　　D. 抑制蛋白质的合成

E. 促进骨骼生长与红细胞的生成

2. 雌激素的生理作用有 (　　)

A. 促进卵泡发育　　　　　　B. 抑制排卵

C. 促进阴道上皮增生、角化　D. 促进乳腺的发育

E. 促进女性生殖器官的发育

3. 下列哪些能合成与分泌孕激素 (　　)

A. 月经黄体细胞　　　　B. 卵泡颗粒细胞　　　　C. 妊娠黄体细胞

D. 胎盘　　　　　　　　E. 睾丸间质细胞

4. 雌激素对代谢的作用是（　　　）

A. 促进蛋白质的合成

B. 促进脂肪的合成，使血中胆固醇升高

C. 促进肾小管对钠离子的重吸收

D. 抑制肾小管对钠离子的重吸收

E. 抑制成骨细胞的活动

5. 在妊娠期，维持在高浓度水平的激素有（　　　）

A. 促性腺激素释放激素　　B. 卵泡刺激素　　　　C. 黄体生成素

D. 雌激素　　　　　　　　E. 孕激素

四、简答题

1. 简述雌激素的生理作用。

2. 简述孕激素的生理作用。

3. 简述月经周期中子宫内膜的变化及其形成机制。

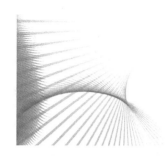

参考答案

第一章　绪　论

一、名词解释

1. 兴奋性：可兴奋细胞感受刺激产生动作电位的能力或特性。

2. 刺激：能引起机体发生反应的各种内外环境变化。

3. 反应：指刺激引起的机体功能活动的改变。

4. 阈值：指刚能引起组织产生反应的最小刺激强度。

5. 内环境：体内各种组织细胞直接浸浴和生存的环境，即细胞外液。

6. 稳态：内环境的各种理化性质保持相对稳定的状态。

7. 反射：在中枢神经系统参与下，机体对内外环境变化所产生的适应性反应。它是神经调节的基本方式。

8. 反馈：由受控部分发出的反馈信息来影响控制部分活动的过程。

二、填空题

1. 整体

2. 急性动物实验　慢性动物实验

3. 新陈代谢　兴奋性　生殖

4. 阈刺激　阈上刺激　阈下刺激　阈

5. 兴奋　抑制

6. 阈强度　反

7. 神经调节　体液调节　自身调节　神经调节　反射

8. 体液中化学物质

9. 正反馈　负反馈

10. 负反馈

三、选择题

A 型题

1	2	3	4	5	6	7	8	9	10
B	E	B	B	C	A	D	C	A	A
11	12	13	14	15	16	17	18	19	20
C	B	A	D	E	C	C	E	A	C
21	22	23	24	25					
A	C	D	B	D					

X 型题

1	2	3	4	5
AC	AB	CE	BDE	ABC

四、简答题

1. 为什么称细胞外液是机体的内环境？

答：成人体内的液体约占体重的 60%，其中 1/3 分布在细胞外，称细胞外液。细胞外液中约 1/4 分布在心血管系统中，即血浆，其余 3/4 为分布在组织间隙中的组织液和少量存在于一些体腔内的液体。人体绝大多数细胞并不直接与外界环境接触，它们直接浸浴在细胞外液之中。细胞通过细胞外液获得营养物质，其代谢产物也是首先排入细胞外液。因此，细胞外液成为体内细胞直接生活的环境，生理学中称之为内环境。

2. 何谓内环境稳态？内环境稳态有何生理意义？

答：内环境的化学成分和理化性质保持相对稳定的状态称为内环境稳态。内环境为机体细胞的生命活动提供必要的各种理化条件，确保细胞的各种生理功能正常进行。因此，内环境稳态是细胞进行正常生命活动的必要条件。

3. 简述兴奋和兴奋性的区别。

答：兴奋是指接受刺激后，机体由相对静止状态转变为活动状态或活动状态的加强，是反应的一种表现形式；而兴奋性则是指活的细胞．组织或机体接受刺激发生反应的能力或特性，是机体或组织细胞的一种内在特性，是生命的基本特征之一。

4. 引发兴奋的刺激应具备哪些条件？

答：刺激要使细胞发生兴奋，就必须达到一定的刺激量，刺激量通常包括三个参数：刺激的强度、刺激的持续时间和刺激的强度–时间变化率。

5. 简述神经调节及其特点。

答：通过神经系统的活动对人体功能进行的调节称为神经调节，是人体最主要的调节方式，它通过反射来实现。反射的结构基础是反射弧，包括感受器、传入神经、神经中枢、传出神经和效应器 5 部分。反射的形式有非条件反射与条件反射两类。神经调节的特点是反应迅速、作用短暂、调节精确。就整个机体的调节机制来看，神经调节在大多数情况下处于主导地位。

6. 简述体液调节及其特点。

答：通过体液中化学物质的作用对人体功能进行的调节称为体液调节，参与体液调节的物质主要是激素，其特点是缓慢、广泛、持久，主要是调节新陈代谢、生长发育、生殖等功能。

7. 何谓正反馈和负反馈？举例说明它们对机体有何生理意义？

答：反馈信息与控制信息的作用性质相同称为正反馈，其生理意义是使机体的某一功能迅速发起，不断加强，及时完成。例如，在排尿反射过程中，当排尿中枢（控制部分）发动排尿后，尿液流经后尿道（受控部分）刺激其感受器，受控部分不断发出反馈信息进一步加强排尿中枢的活动，使排尿反射一再加强，直到膀胱内尿液排空为止。

反馈信息与控制信息的作用性质相反称为负反馈，其意义是使机体功能活动和内环境理化因素保持相对稳定。例如，正常动脉血压相对稳定的调节，当动脉（受控部分）血压升高时，通过一定的途径抑制心血管中枢（控制部分）的活动，使血压降低；而当动脉血压降低时，又可反过来增强心血管中枢的活动，使血压升高；防止动脉血压骤升骤降，从而保持相对稳定的状态。

第二章　细胞的基本功能

一、名词解释

1. 静息电位：细胞处于安静状态时细胞膜两侧存在电位差，称静息电位。

2. 动作电位：在静息电位的基础上，如果细胞受到一个有效的刺激，其膜电位会发生迅速的可扩布的电变化称为动作电位。

3. 去极化：当静息时膜内外电位差的数值向膜内负值减小的方向变化时，称为膜的去极化。

4. 阈电位：能触发动作电位的膜电位的临界值，称为阈电位。

5. 兴奋-收缩耦联：将肌细胞电兴奋和机械收缩联系起来的中介过程，称为兴奋-收缩耦联。

6. 前负荷：肌肉收缩前已承受的负荷，称为前负荷。

二、填空题

1. 单纯扩散　浓度差

2. 通道　载体

3. ATP　Na^+　K^+

4. 离子　通透性

5. K^+ 外流　Na^+ 内流

6. 局部电流

7. 出胞　囊泡

8. Ca^{2+}　三联管

9. 肌动蛋白　ATP 酶

10. 胆碱酯酶　ACh

三、选择题

A 型题

1	2	3	4	5	6	7	8	9	10
D	B	B	B	A	A	A	D	C	C

11	12	13	14	15
B	D	D	C	B

X 型题

1	2	3	4	5	6	7	8
ACE	AB	BC	ABD	ACE	AC	ABC	ABCDE

四、简答题

1. 举例说明细胞膜的各种物质转运形式。

答：细胞膜常见的物质转运形式有：

①单纯扩散，如氧和二氧化碳等脂溶性小分子物质的转运。

②载体易化扩散，如葡萄糖、氨基酸等由载体介导的转运。

③通道易化扩散，如 Na^+、K^+ 和 Ca^{2+} 等由通道介导的转运。

④原发性主动转运，如钠泵逆着电化学梯度把细胞内的 Na^+ 移出膜外，同时把细胞外的 K^+ 移入膜内的过程。

⑤继发性主动转运，如肠上皮细胞、肾小管上皮细胞吸收葡萄糖等。

⑥出胞与入胞式物质转运，如内分泌细胞分泌激素、神经细胞分泌递质等，属于出胞；而上皮细胞、免疫细胞吞噬异物等属于入胞。

2. 简述钠泵的本质、作用和生理意义。

答：钠泵是镶嵌在细胞膜上的一种特殊蛋白质，具有 ATP 酶的活性，其本质是 Na^+-K^+ 依赖式 ATP 酶的蛋白质。作用是能分解 ATP 使之释放能量，在消耗代谢能的情况下逆着浓度差把细胞内的 Na^+ 移出膜外，同时把细胞外的 K^+ 移入膜内，因而形成和保持膜内高 K^+ 和膜外高 Na^+ 的不均衡离子分布。

意义主要是：钠泵活动造成的细胞内高 K^+ 是许多代谢反应进行的必要条件。钠泵活动能维持胞质渗透压和细胞容积的相对稳定。建立起一种势能贮备，即 Na^+、K^+ 在细胞内外的浓度势能。其是细胞生物电活动产生的前提条件。

3. 简述跨膜信号转导的方式。

答：跨膜信号转导的方式可分为 3 类：①G 蛋白耦联受体介导的信号转导；②离子通道受体介导的信号转导；③酶耦联受体介导的信号转导。

4. 简述静息电位的产生机制。

答：静息电位（RP）的产生机制用离子流学说解释。该学说认为 RP 的产生有两个前提条件：①细胞内外离子分布不均；②细胞膜对离子的通透性不同。在安静状态下，膜对 K^+ 的通透性较大，对 Na^+ 和 Cl^- 的通透性很小，而对膜内大分子 A^- 没有通透性，因此，K^+ 顺着浓度差向膜外扩散。带正电荷的 K^+ 外流时必然吸引带负电荷的蛋白质同行，但因膜对其无通透性而被阻隔在膜内，致使膜外正电荷增多，膜内负电荷增多，形成了内负外正的电位差。由这种电位差形成的电场力对 K^+ 的继续外流构成阻力。当促使 K^+ 外流的动力（浓度差）与阻止 K^+ 外流的阻力（电位差）达到平衡时，K^+ 的净外流停止，使膜内外的电位差保持在一个稳定的状态，即为静息电位。因此，静息电位主要是由 K^+ 外流所形成的电-化学平衡电位。

5. 简述神经-肌肉接头处的兴奋传递过程。

答：动作电位（兴奋）传到接头前膜→接头前膜上电压门控 Ca^{2+} 通道打开，Ca^{2+} 内流入膜内→内流的 Ca^{2+} 促使 ACh 以出胞方式倾囊式释放到接头间隙→ACh 在接头间隙扩散至终板膜，与 N 受体结合→终板膜对 Na^+ 通透性增高，Na^+ 内流→终板电位（局部电位）→使邻近肌细胞产生动作电位。

第三章 血 液

一、名词解释

1. 血细胞比容：是指血细胞（主要是红细胞）占全血容积的百分比。

2. 血浆渗透压：是指血浆所具有的吸引和保留水分子的力量。

3. 血液凝固：是指血液由流动的液体状态变成不能流动的凝胶状态。

4. 生理性止血：是指正常情况下，小血管受损后引起的出血，在几分钟内就会自行停止的现象。

5. 血清：是指血液凝固后，血凝块回缩析出的淡黄色液体。

6. 血型：是指血细胞膜上特异性抗原的类型。

二、填空题

1. 血浆 血细胞

2. 0.9%NaCl 溶液 5% 葡萄糖溶液

3. $(4.0\sim5.5)\times10^{12}/L$　$(3.5\sim5.0)\times10^{12}/L$　$(120\sim160)$ g/L　$(110\sim150)$ g/L

4. 可塑变形性　渗透脆性　悬浮稳定性

5. $(4.0\sim10.0)\times10^{9}/L$　中性粒细胞　嗜酸粒细胞　嗜碱粒细胞　单核细胞　淋巴细胞

6. 凝血酶原激活物的形成　凝血酶的形成　纤维蛋白的形成　内源　外源

7. A 型　B 型　AB 型　O 型　Rh 阳性　Rh 阴性

8. 白蛋白　球蛋白　纤维蛋白原　白蛋白　胶体

9. 红细胞　血浆中抗体

三、选择题

A 型题

1	2	3	4	5	6	7	8	9	10
B	D	B	B	D	D	A	A	A	B
11	12	13	14	15	16	17	18	19	20
A	E	D	D	C	D	C	D	E	B

X 型题

1	2	3	4	5	6
ACD	ABC	ABCDE	BCD	ABDE	BCDE

四、简答题

1. 简述血浆渗透压的种类及意义？并用其作用原理解释溶血和水肿现象。

答：血浆渗透压包括血浆晶体渗透压和血浆胶体渗透压。血浆晶体渗透压主要调节细胞内外的水平衡和维持红细胞的正常形态；血浆胶体渗透压主要调节血管内外的水平衡和维持正常的血浆容量。

如当血浆晶体渗透压降低，进入红细胞内的水分增多，致使红细胞水肿，甚至破裂，红细胞破裂而使血红蛋白溢出，导致溶血。

如当血浆胶体渗透压降低，致使组织液回流减少而水分在组织间隙滞留，形成水肿。

2. 简述红细胞沉降率及其影响因素。

答：红细胞持续悬浮于血浆中不易下沉的特性称为悬浮稳定性。在第一小时末下沉的距离（mm）称为红细胞沉降率（简称血沉）。血沉愈小，表示悬浮稳定性愈大。红细胞呈双凹圆碟形，表面积与容积之比较大，与血浆产生的摩擦力大，使之不易下沉。若红细胞发生叠连，表面积与容积之比减小，因而摩擦力减小，下沉加快。叠连的形成主要取决于血浆的性质。一般血浆白蛋白增多可使血沉减慢，而球蛋白和纤维蛋白原增多可使血沉加速，血沉在某些疾病时（如活动性肺结核、风湿热、恶性肿瘤和贫血等）加快。

3. 简述血液凝固的基本过程。

答：可分为三个阶段：凝血酶原激活物的形成、凝血酶的形成和纤维蛋白的形成。

4. 简述内源性和外源性凝血途径的不同。

答：内、外源性凝血途径的不同点：

项目	内源性凝血途径	外源性凝血途径
始动因子	因子Ⅻ	因子Ⅲ
参与的因子数	多	少
反应步骤	较多	较少
凝血速度	较慢	较快

5. 输血的基本原则是什么？

答：输血原则：根本原则是要避免发生红细胞凝集反应。①鉴定供血者和受血者 ABO 血型系统，首选同型血输血（如无同型血，在紧急情况下，可以考虑输异型血，原则参照"交叉配血试验"中的配血结果的第 2 条"配血基本相合"）；②输血前必须常规作交叉配血试验（即使是输入同型血或再次重复输入同一人血液，也必须作试验）；③对于育龄期妇女和反复输血的受血者，还需检测供血者与受血者的 Rh 血型系统。

6. 血液凝固和红细胞凝集二者有何不同？

答：血液凝固是由许多酶参与的酶促生化反应，血液凝固时生成纤维蛋白，网罗红细胞、白细胞和血小板等，使血液形成不能流动的凝胶状态。红细胞凝集是抗原-抗体反应，通过血清中的抗体与红细胞膜上的抗原结合，使红细胞彼此结合成团、不能分开，在补体作用下发生溶血。

7. 简述 Rh 血型的分型及其临床意义。

答：红细胞膜上有 D 抗原为 Rh 阳性，没有 D 抗原为 Rh 阴性。

意义：无论是 Rh 阳性血，还是 Rh 阴性血均不存在天然抗体。但 Rh 阴性者如果接受 Rh 阳性血，在 Rh 抗原刺激下，Rh 阴性人的血清中可出现抗 Rh 抗体。当 Rh 阴性的人再次接受 Rh 阳性血时，其血清中已有的抗 Rh 抗体会与输入的 Rh 抗原发生凝集反应；如果 Rh 阴性的妇女孕育了 Rh 阳性胎儿，若之前输过 Rh 阳性血，第一胎就会出现胎儿溶血，在分娩时，胎儿红细胞的 Rh 抗原有可能通过胎盘进入母体，刺激母体产生抗 Rh 抗体。当母亲再次孕育了 Rh 阳性胎儿时，母亲的 Rh 抗体（为 IgG，可通过胎盘）经过胎盘进入胎儿体内，与胎儿红细胞的 Rh 抗原结合，发生凝集反应，造成胎儿溶血性疾病。

第四章　血液循环

一、名词解释

1. 心动周期：心房或心室每收缩和舒张一次所经历的时间（即：一次心跳的时间）。

2. 每搏输出量：是指一侧心室每收缩一次所射出的血量。

3. 心输出量：是指每分钟一侧心室收缩所射出的血量。

4. 心率：每分钟心跳的次数。

5. 房室延搁：是指心内兴奋传到房室交界区后传导速度缓慢，要延搁一段时间才传向心室的现象。

6. 心音：是指心脏在心动周期中产生的声音。

7. 期前收缩：是指心室肌在有效不应期之后，下一次窦房结兴奋到达之前，受到一次额外刺激，可提前产生一次兴奋和收缩。

8. 中心静脉压：是指右心房和胸腔内大静脉的血压。

9. 微循环：是指微动脉和微静脉之间的血液循环。

10. 窦性节律：由窦房结控制的心跳节律。

11. 异位节律：由异位起搏点控制的心跳节律。

12. 舒张压：是指心室舒张时，主动脉血压降低所达到的最低值。

13. 动脉血压：是指动脉血管内流动的血液对单位面积动脉管壁的侧压力。

14. 后负荷：是指心肌开始收缩时所遇到的阻力。

二、填空题

1. （60~100）次/分钟   （12~18）次/分钟

2. 收缩 音调较低，历时较长 舒张 音调较高，历时较短

3. 搏出量 心率

4. 容量负荷 压力负荷

5. > 关闭 开放 心室 动脉 减小

6. 心房肌细胞 心室肌细胞

7. 窦房结 起搏点

8. 自律性 兴奋性 传导性 收缩性

9. 心室 心房

10. 窦房结 异位

11. 房室交界区 房-室延搁

12. 等容收缩期 等容舒张期

13. 100~120mmHg 60~80mmHg 30~40mmHg
收缩压/舒张压 mmHg

14. （毛细血管血压+组织液胶体渗透压）-（血浆胶体渗透压+组织液静水压）

15. 足够的血液充盈 收缩射血 外周阻力

16. 微动脉 微静脉

17. 延髓

三、选择题

A 型题

1	2	3	4	5	6	7	8	9	10
D	A	C	E	B	B	A	D	D	C
11	12	13	14	15	16	17	18	19	20
B	E	E	A	E	E	A	B	E	D
21	22	23	24	25	26	27	28	29	30
E	C	B	D	E	B	A	C	E	D
31	32	33	34	35					
B	B	E	D	C					

X 型题

1	2	3	4	5	6	7	8	9	10
ACD	DE	ABCDE	ABE	ABCDE	ABCDE	DE	AB	ABCD	ABE
11	12	13	14	15	16	17	18		
ABD	CD	ABDE	ABCE	ABCDE	BE	AC	DE		

四、简答题

1. 简述心动周期的概念？在一个心动周期中，心房和心室的活动是怎样的？心率增加对心动周期有何影响？

答：心动周期是指心脏每收缩和舒张一次所用的时间。每一次心动周期中，心房和心室的机械活动，均可分为收缩期和舒张期。但两者在活动的时间顺序上并非完全一致，心房收缩在前、心室收缩在后。

在心率变化时，心动周期的长短将发生相应的变化。心率增快时，心动周期缩短，收缩期和舒张期均相应缩短，但舒张期缩短的比例较大。因此，心率过快时，心室可因舒张期过短而充盈不足，进而使每搏输出量和每分输出量下降。

2. 试述评定心脏泵血功能的主要指标及它们的生理意义。

答：评定心脏泵血功能的主要指标有每搏输出量、每分输出量、心指数、射血分数和心脏作功量。

①每搏输出量和每分输出量：一侧心室每收缩一次所射出的血量，称为每搏输出量（简称搏出量）。每分钟一侧心室收缩所射出的血量，称为每分输出量（简称心输出量）。心输出量和机体新陈代谢水平相适应，可因性别、年龄及其他生理情况而不同。

②心指数：是指以每平方米体表面积计算的心输出量。这一指标有利于对不同个体的心

脏功能进行分析比较。心指数随不同生理条件而不同，随年龄增长而逐渐下降。运动时，随运动强度的增加大致成比例地增高。妊娠、情绪激动和进食时，心指数均增高。

③射血分数：是指每搏输出量占心室舒张末期容积的百分比。健康成人射血分数为55%~65%。当心脏在正常范围内工作时，搏出量始终与心室舒张末期容积相适应，即当心室舒张末期容积增加时，搏出量也相应增加，射血分数基本不变。某些心脏病人在安静状态下，尽管心室腔已经扩大，每搏输出量可能与正常人没有明显差别，但射血分数明显下降，标志心室功能已经减退，此时每搏输出量在判断心室功能减退方面不如射血分数敏感。

④心脏作功量：心室一次收缩所作的有用功，称为每搏功，可以用搏出的血液所增加的动能和压强能之和来表示，前者所占比例较小，粗略计算可用平均动脉压与每搏输出量的乘积估计左心室每搏功。用作功量来评价心脏泵血功能，其意义在于心脏收缩不仅仅是排出一定量的血液，而且这部分血液具有很高的压力。

3. 第一心音和第二心音是怎样产生的？各有何特点？

答：第一心音产生于心室收缩期，主要由于房室瓣的关闭等振动所形成，其特点是音调较低、持续时间较长、响度较大。第二心音产生于心室舒张期，主要由于动脉瓣的关闭等振动所形成，其特点是音调较高、持续时间较短、响度较小。

4. 心肌细胞在一次兴奋后，兴奋性会有何变化？

答：心肌细胞兴奋后，其兴奋性会发生周期性变化：

①有效不应期：从去极化开始到复极达−55mV 的时期内，不论用多强的刺激，肌膜都不会发生任何程度的去极化；膜内电位由−55mV 恢复到−60mV 这一期间内，如给予足够强度的刺激，肌膜可产生局部反应，发生部分去极化，但不能引起扩布性兴奋。故心肌细胞一次兴奋后，由 0 期到 3 期膜内电位恢复到−60mV 的时期，不能再产生动作电位，称为有效不应期。

②相对不应期：从膜电位−60mV 到复极化基本完成（−80mV）的这段期间，给予阈上刺激，可以引起扩布性兴奋，说明心肌兴奋性较有效不应期有所恢复，但仍然低于正常。

③超常期：从膜内电位−80mV 到−90mV 的时期内，给予阈下刺激，兴奋性高于正常。

5. 试述正常心脏兴奋传导的途径及特点，及房−室延搁的生理意义。

答：正常心脏兴奋传导的顺序是：窦房结→心房肌→房室交界区→房室束→左、右束支→普肯野纤维网→心室肌。

兴奋传导的特点是：①心房肌的传导速度慢，约为 0.4m/s，"优势传导通路"的传导速度快，因此窦房结的兴奋可同时到达左、右心房，使之同步收缩；②房室交界区传导性降低，每秒只 0.02m，因此在这里产生延搁；③从房室束到普肯野纤维网，兴奋传导速度最快 4m/s，高于心室肌（1m/s），这样房室交界传来的兴奋可通过传导组织，很快到达左、右心室，产生同步性收缩。

兴奋通过房室交界区时传导速度显著减慢，使心室发生兴奋的时间明显滞后于心房，这一滞后的时间，即兴奋在房室交界区传导的时间称为房室延搁。其生理意义是使心室的收缩发生在心房收缩之后，从而保证心室足够的血液充盈和完成射血功能。

6. 动脉血压是如何形成的?

答：足够的血液充盈是形成动脉血压的前提条件。心室收缩射血和外周阻力是两个基本因素，大动脉管壁的弹性是缓冲作用。

①心室射血：在正常负荷条件下，心室射血所做的有用功，少部分转化为血液的动能，大部分转化为血液的压强能。血液压强能与动能的比值取决于外周阻力。

②外周阻力：如果仅有心室肌收缩，而不存在外周阻力，则心室收缩所做的有用功将全部表现为动能，射出的血液将全部流至外周，因而不能使动脉压升高。由于小动脉、微动脉处对血流有较高的阻力，因此部分血液被暂贮于主动脉和大动脉内。主动脉压也随着升高。

③大动脉管壁富有弹性，在收缩期，管壁扩张将血液一部分压强能以管壁弹性势能形式暂时贮存。在心舒期，大动脉弹性回缩，又将贮存的弹性势能转变回血液的压强能，从而使动脉血压在心舒期仍维持在一定水平。所以说，大动脉管壁的弹性对血压具有缓冲作用，使收缩压不致过高，舒张压不致过低。

7. 试述影响动脉血压的因素。

答：影响动脉血压的因素主要包括五个方面：

①每搏输出量：在外周阻力和心率的变化不大时，每搏输出量增大，收缩压升高大于舒张压升高，脉压增大。反之，每搏输出量减少，主要使收缩压降低，脉压减小。

②心率：心率增加时，舒张期缩短，舒张压升高大于收缩压升高，脉压减小。反之，心率减慢时，舒张压降低大于收缩压降低，脉压增大。

③外周阻力：外周阻力加大时，舒张压升高大于收缩压升高，脉压减小。反之，外周阻力减小时，舒张压的降低大于收缩压降低，脉压增大。

④大动脉管壁的弹性：它主要起缓冲血压作用，当大动脉硬化时，弹性贮器作用减弱，收缩压升高而舒张压降低，脉压增大。

⑤循环血量和血管系统容量的比例：如失血，循环血量减少、血管容量改变不大，则体循环平均压下降，动脉血压下降。

8. 哪些因素可以影响静脉回心血量?

答：影响静脉回心血量的因素如下：

①体循环平均充盈压：心血管系统内血流充盈程度愈高，静脉回心血量愈多。

②心肌的收缩力：心脏收缩力量增强，心脏排空较完全，心舒时室内压较低，对心房和大静脉中血液抽吸力量增大，静脉回心血量增多。

③重力和体位：从卧位转变为立位的短时间内，心脏以下部位的静脉跨壁压增大，静脉扩张，容量增大，故回心量减少。

④骨骼肌的挤压作用：肌肉收缩时挤压静脉而使血流加快，加之静脉瓣的作用，使血液只能向心脏方向流动。骨骼肌和静脉瓣一起对静脉回流起着"泵"的作用。

⑤呼吸运动：吸气时，胸内压降低，胸腔内大静脉和右心房压力下降，有利于外周静脉血向心脏回流。呼气时，胸内压增大，静脉回心血量减少。

9. 何谓微循环？它有哪些血流通路？

答：微循环是微动脉和微静脉之间的血液循环。它的血流通路有：

①直捷通路，此通路经常处于开放状态，血流较快，其意义是使一部分血液能迅速通过微循环而进入静脉，保证回心血量。

②动-静脉短路，血流迅速，几乎不进行物质交换。在人的皮肤中较多，在体温调节中发挥作用。

③迂回通路，是血液和组织液之间进行物质交换的场所。

10. 试述组织液的生成及影响因素。

答：组织液是血浆通过毛细血管壁的滤过而形成的。其生成的动力是有效滤过压。有效滤过压=（毛细血管压+组织液胶体渗透压）-（血浆胶体渗透压+组织液静水压）。毛细血管动脉端有液体滤出，而静脉端液体被重吸收，组织液中少量液体进入毛细淋巴管，形成淋巴液。上述与有效滤过压有关的四个因素变化时，均可影响组织液生成：①毛细血管压：微动脉扩张，毛细血管压升高，组织液生成增多；②血浆胶体渗透压：血浆胶体渗透压降低，有效滤过压增大，组织液生成增多；③淋巴回流：由于一部分组织液经淋巴管回流入血液，因而淋巴回流受阻时，组织间隙中组织液积聚，可呈现水肿；④毛细血管壁的通透性：在烧伤、变态反应时，毛细血管壁通透性明显升高，一部分血浆蛋白滤出，使组织液胶体渗透压增高，组织液生成增多。

11. 心脏受哪些神经支配？各有何生理作用？

答：支配心脏的神经有心交感神经、心迷走神经。

①心交感神经节后神经元的轴突组成心脏神经丛，支配窦房结、房室交界、房室束、心房肌和心室肌。轴突末梢释放的去甲肾上腺素和心肌细胞膜上 β_1 受体结合，导致心率加快、房室交界兴奋传导加快，心房和心室收缩力量加强。这些作用分别称为正性变时作用、正性变传导作用和正性变力作用。

②心迷走神经节后纤维主要支配窦房结、心房肌、房室交界和房室束及其分支，也支配心室肌，但纤维的数量较少。节后纤维释放乙酰胆碱，与心肌细胞膜上的 M 受体结合，导致心率减慢、心房肌收缩减弱，心房肌不应期缩短，房室传导速度减慢，甚至出现传导阻滞。以上作用分别称为负性变时、变力和变传导作用。

第五章 呼 吸

一、名词解释

1. 呼吸：指机体与环境间的氧气和二氧化碳的气体交换过程。

2. 肺通气：指肺与外界环境之间进行的气体交换过程。

3. 潮气量：指每次呼吸时，吸入或呼出的气体量。

4. 肺活量：指在最大吸气后尽全力呼气所能呼出的气体总量。

5. 时间肺活量：指受试者做最大吸气后以最快速度尽力呼气，同时记录 1、2、3 秒钟内所能呼出的气体量占肺活量的百分数。

6. 通气/血流比值：指每分肺泡通气量与每分肺血流量的比值，正常值为 0.84。

7. 肺通气量：指每分钟进肺或出肺的气体总量。

8. 肺泡通气量：指每分钟进出肺泡进行气体交换的有效通气量。

9. 肺牵张反射：指肺扩张或缩小引起的反射。

二、填空题

1. 外呼吸　气体在血液中的运输　内呼吸

2. 呼吸运动　弹性阻力　非弹性阻力

3. 肺通气　肺换气

4. 肺泡 II 型　降低肺泡表面张力　肺不张　肺水肿

5. 余气量+肺活量

6. 气道阻力　成反比

7. 变小　增大

8. 变大　减小

9. 胸膜腔的密闭性

10. 气体的分压差　单纯扩散

11. 物理溶解　化学结合　氧合血红蛋白　碳酸氢盐

12. 延髓腹外侧　H^+

13. 延髓

14. 抑制　加强

15. 加强　外周　兴奋

三、选择题

A 型题

1	2	3	4	5	6	7	8	9	10
C	B	A	C	C	B	C	D	B	C

11	12	13	14	15					
B	D	D	E	B					

X 型题

1	2	3	4	5	6	7	8
ACE	BCD	ABDE	AB	AC	ACDE	BCE	ABCDE

四、简答题

1. 简述气体交换的原理与过程。

答：气体交换是 O_2 和 CO_2 按照各自的分压差持续的扩散过程，如下表所示：

	肺换气	组织换气
过程	O_2 从肺泡扩散到静脉血中	O_2 从动脉血扩散到组织中
	CO_2 从静脉血向肺泡扩散	CO_2 从组织向血液扩散
结果	静脉血变成动脉血	动脉血变成静脉血

2. 简述胸内负压的成因及生理意义。

答：成因：胸内负压是由肺的回缩力形成的。胸膜腔是一个密闭潜在的腔隙，其间有少量浆液使胸膜脏层和壁层紧紧相贴。当胸廓扩张时，肺被动扩张，气体进入肺，使肺产生了弹性回缩力。肺内压使肺泡扩张，通过脏层胸膜作用于胸膜腔，而肺回缩力与肺内压作用方向相反，部分抵消肺内压对胸膜腔的作用力。故，胸膜腔内压＝肺内压－肺回缩力。在吸气末或呼气末，肺内压等于大气压，若将大气压作为零，则胸内压＝－肺回缩力。正常情况下，肺总是表现出回缩倾向，胸内压因而也经常为负压。

生理意义：①保持肺的扩张状态，维持肺的正常扩张运动；②促进静脉血和淋巴液的回流。

3. 何谓肺换气？影响肺换气的主要因素有哪些？

答：肺换气是指肺泡与肺毛细血管血液之间的气体交换过程。

影响肺换气的因素主要有：①气体的扩散速率；②呼吸膜的厚度和面积；③通气/血流比值。

4. 血液中 PCO_2 升高对呼吸运动有何影响？试述其调节过程。

答：在一定范围内血液中 PCO_2 升高，将使呼吸加深加快，肺通气量增加，但超过这一范围，呼吸抑制，使肺通气量减少。CO_2 兴奋呼吸的途径有两条：

①刺激中枢化学感受器：CO_2 从脑血管扩散进入脑脊液与 H_2O 结合成 H_2CO_3，H_2CO_3 解离出的 H^+ 刺激中枢化学感受器，继而引起延髓呼吸中枢兴奋。

②刺激外周化学感受器：CO_2 可直接刺激颈动脉体和主动脉体化学感受器，使传入冲动增多，经舌咽神经和迷走神经传入延髓使呼吸中枢兴奋。两条途径均可使呼吸加深加快，以前一途径为主。

第六章　消化和吸收

一、名词解释

1. 消化：指食物在消化管内被加工分解成为小分子物质的过程，包括机械性消化和化学性消化两种方式。

2. 吸收：食物经过消化后的小分子物质通过消化道黏膜进入血液和淋巴循环的过程。

3. 胃肠激素：指由胃肠道黏膜层内的内分泌细胞合成和释放的多种有生物活性的化学物质，主要对消化腺分泌和消化道运动起调节作用。

4. 黏液-碳酸氢盐屏障：由胃粘膜上皮表面覆盖的富含 HCO_3^- 的不可溶性黏液凝胶构成，起隔离和抑制胃蛋白酶活性及中和 H^+ 的作用，防止胃酸和胃蛋白酶对黏膜的自身消化。

5. 蠕动：指由空腔器官平滑肌的顺序收缩，形成的一种向前推进的波形运动，有助于内容物的向前推进。

6. 容受性舒张：当咀嚼和吞咽时，食物对咽、食管等处的感受器的刺激，通过迷走神经反射性地引起胃底和胃体上段平滑肌的舒张。

7. 胃排空：指食糜由胃排入到十二指肠的过程。

8. 分节运动：是一种以环形肌为主的节律性收缩和舒张运动。

二、填空题

1. 机械性消化 化学性消化

2. 紧张性收缩 分节运动 蠕动

3. 延髓

4. 胰液

5. 盐酸 胃蛋白酶原 黏液 内因子

6. 胰液 胆汁 小肠液

7. 促进脂肪的消化和吸收 胆盐

8. 小肠

9. 减弱 减少 增强 增多

三、选择题

A 型题

1	2	3	4	5	6	7	8	9	10
B	C	D	D	E	B	A	D	D	B

X 型题

1	2	3	4	5
ABCDE	BCE	BDE	BCE	ABD

四、简答题

1. 简述胰液的主要成分及作用。

答：胰液中水占 97.6%，溶解在水中的无机物主要是碳酸氢盐，胰液中的有机成分主要是胰腺腺泡细胞分泌的各种消化酶，包括消化淀粉、蛋白质和脂肪的多种水解酶。

胰液的作用：①中和胃酸，保护肠黏膜免受胃酸和胃蛋白酶的侵蚀，并为小肠内的多种消化酶提供适宜的 pH 环境。②胰淀粉酶可将淀粉、糖原及多种碳水化合物水解。③蛋白水解酶能将蛋白质分解为际、胨和氨基酸。④脂类水解酶水解脂肪、胆固醇和磷脂。胰液中含有主要营养物质的消化酶，因此，胰液是消化力最强、消化功能最全面的消化液。

2. 简述胃酸的生理作用。

答：胃酸的作用：①激活胃蛋白酶原，并为胃蛋白酶提供适宜的酸性环境；②使食物中的蛋白质变性，促进蛋白质分解；③杀灭进入胃内的细菌；④促进食物中的钙、铁吸收；⑤进入十二指肠后，促进胰液、胆汁和小肠液的分泌。

3. 为什么说小肠是营养物质吸收的主要部位？

答：小肠吸收具有各种有利条件：①小肠吸收面积大；②食物在小肠内停留的时间最长；③食物在小肠内已被消化分解为可被吸收的小分子物质；④小肠黏膜绒毛内含有丰富的毛细血管和毛细淋巴管。

4. 简述胃肠激素的生理作用。

答：胃肠激素有以下三个方面的生理作用：

①调节消化腺的分泌和消化道运动。②营养作用一些胃肠激素具有促进消化道组织代谢和生长的作用，称为营养性作用。③调节其他激素的释放 胃肠肽能调节其他激素的释放。

第七章　能量代谢与体温

一、名词解释

1. 能量代谢：指伴随着物质代谢过程中所发生的能量的释放、转移、储存和利用。

2. BMR：指基础状态下的能量代谢率。

3. 体温：指机体深部的平均温度。

4. 调定点：指视前区-下丘脑前部的温度敏感神经元对局部温度的感受有一定的阈值，即控制体温恒定的平衡点。

二、填空题

1. 骨骼肌活动　环境温度　食物的特殊动力效应　精神活动　骨骼肌活动

2. 甲状腺疾病

3. 蛋白质

4. 辐射　传导　对流　蒸发

5. 内脏　骨骼肌

6. 蒸发

7. 下丘脑

8. 最低　升高

三、选择题

A 型题

1	2	3	4	5
B	B	B	D	B

X 型题

1	2	3	4
CD	ABE	ABCDE	BCD

四、简答题

1. 人体体温临床上常用的测量部位有哪些？其正常值各是多少？

答：腋下温度：36.0~37.4℃；口腔温度：36.7~37.7℃；直肠温度：36.9~37.9℃.

2. 简述影响能量代谢的主要因素。

答：影响能量代谢的因素主要有以下四个方面：①肌肉活动；②精神活动；③食物的特殊动力效应；④环境温度；环境温度在 20~30℃ 时，人体能量代谢较稳定。除上述因素外，体温升高也可引起能量代谢率增加。

3. 简述皮肤散热的主要方式。

答：皮肤散热的方式有四种：①辐射散热；②传导散热；③对流散热；④蒸发散热。

第八章　尿的生成和排出

一、名词解释

1. 排泄：指人体将新陈代谢过程中产生的代谢产物及进入机体的异物和过剩物质等，经血液循环，由排泄器官排出体外的过程。

2. 肾小球的滤过：指血液流经肾小球毛细血管时，血浆中的水和小分子溶质，经肾小球滤过膜滤过到肾小囊腔形成超滤液（即原尿）的过程。

3. 肾小球滤过率：指单位时间内两侧肾脏所生成的原尿量。

4. 肾小管和集合管的重吸收：指小管液中的绝大多数成分，经肾小管和集合管管壁上皮细胞转运，重新进入周围毛细血管血液中的过程。

5. 肾糖阈：指尿中开始出现葡萄糖时的最低血糖浓度。

6. 球-管平衡：指近端小管的重吸收量始终占滤过量的 65%~70%。

7. 渗透性利尿：指肾小管液中溶质浓度升高，使小管液渗透压升高，妨碍水的重吸收，引起尿量增多的现象。

8. 水利尿：指饮入大量清水后引起尿量增多的现象。

9. 多尿、少尿、无尿：成人每昼夜尿量长期保持在 2.5L 以上，称为多尿；成人每昼夜尿量长期保持在 0.1~0.5L 之间，称为少尿；成人每昼夜尿量小于 0.1L，称为无尿。

10. 尿频、尿失禁、尿潴留：单位时间内排尿次数明显增加，称为尿频；在脊髓腰段以上受损时，使排尿初级中枢与大脑皮层的联系中断，意识不能控制排尿，称为尿失禁；大量尿液存留在膀胱内不能自主地排出，称为尿潴留。

二、填空题

1. 肾　肺　消化管　皮肤　肾

2. 肾小球的滤过　肾小管和集合管的重吸收　肾小管和集合管的分泌

3. 80~180mmHg

4. 肾小球有效滤过压的改变　肾小球滤过膜面积和通透性的改变　肾血浆流量的改变

5. 近端小管

6. 抗利尿激素

7. 渗透性利尿

8. H^+　K^+　NH_3

9. 增加　减少

10. 增强　减弱　升高

11. 肾上腺皮质球状带　Na^+　水　K^+　肾素-血管紧张素-醛固酮系统　血 Na^+、血 K^+ 浓度

12. 脊髓骶段

三、选择题

A 型题

1	2	3	4	5	6	7	8	9	10
A	E	D	C	D	D	E	D	E	E

11	12	13	14	15	16	17	18	19	
B	E	B	A	C	A	A	D	C	

X 型题

1	2	3	4	5
CD	ABCD	ABE	ABCD	AD

四、简答题

1. 简述尿生成的过程。

答：尿液生成的基本过程是：①肾小球的滤过功能：血液流经肾小球时，除血细胞和

大分子蛋白质外的其他血浆成分可滤入肾小囊腔形成超滤液，即原尿；②肾小管和集合管的重吸收功能：原尿在流经肾小管各段和集合管时，其中的绝大部分水和某些溶质经肾小管和集合管上皮细胞重吸收至管周毛细血管血液；③肾小管和集合管的分泌：肾小管和集合管在重吸收的同时，可以向小管液中分泌 H^+、K^+ 和 NH_3 以及排泄肌酐等物质，最后形成终尿排出体外。

2. 简述影响肾小球滤过的因素。

答：①肾血浆流量　在其他条件不变时，肾血浆流量与肾小球滤过率呈正变关系。

②滤过膜的面积和通透性　在某些病理情况下滤过膜的通透性和滤过面积异常会影响肾小球滤过。

③有效滤过压　有效滤过压是滤过的直接动力，由肾小球毛细血管血压、血浆胶体渗透压和囊内压三个因素构成，其中任一因素变化都会改变有效滤过压的大小而影响肾小球的滤过。

3. 糖尿病患者为什么会出现糖尿和多尿？

答：糖尿病患者的血糖浓度较高，当超过肾糖阈时，葡萄糖将不能全部由近端小管重吸收，而其他部位的肾小管和集合管又没有重吸收葡萄糖的能力，使终尿中出现葡萄糖，即糖尿。因为小管液中未被重吸收的葡萄糖，使小管液溶质浓度升高，渗透压升高，对抗水的重吸收，从而出现渗透性利尿，使尿量增多。

4. 大失血与大出汗后，尿量各有何变化？为什么？

答：尿量均减少。

大失血导致尿量减少的原因：①大量失血使血压降至 80mmHg 以下，肾血流量显著减少，肾小球滤过率随之降低；②失血后血量减少，容量感受器传入冲动减少，对下丘脑的抑制作用减弱，下丘脑-神经垂体释放抗利尿激素增多，引起远端小管和集合管对水的通透性升高，水重吸收增多，尿量减少；③失血及血压下降可激活肾素-血管紧张素-醛固酮系统，促进远端小管和集合管对 Na^+ 和 H_2O 的重吸收，导致尿量减少。

大出汗引起尿量减少的原因：因为汗液是低渗液，大量出汗会使水的丢失明显多于电解质丢失，使血浆晶体渗透压升高，引起渗透压感受器兴奋，使下丘脑视上核、室旁核合成抗利尿激素增多，神经垂体释放抗利尿激素增多，远端小管和集合管对水的通透性增高，使水的重吸收增加，尿量减少。

5. 简述影响肾小管和集合管重吸收的因素。

答：影响肾小管和集合管重吸收的因素有：①小管液中溶质浓度：小管液中的溶质所形成的渗透压是对抗肾小管重吸收水分的力量。当小管液中溶质浓度增大，使肾小管液渗透压升高，形成渗透性利尿，引起水的重吸收减少，尿量增多；②球-管平衡：在正常情况下，近端小管的重吸收率与肾小球滤过率之间有密切的联系，不论肾小球滤过率增加或减少，近端小管对 Na^+ 和水的重吸收量始终占肾小球滤过率的 65%～70%；③激素的作用：如抗利尿激素释放增加时，可促进远曲小管和集合管对水的重吸收，导致尿量减少。

6. 简述抗利尿激素的合成部位、生理作用及其分泌的调节。

答：合成部位：下丘脑的视上核和室旁核的神经元胞体；

生理作用：提高远曲小管和集合管上皮细胞对水的通透性，促进水的重吸收，使尿液浓缩，尿量减少，从而发挥抗利尿作用。

分泌的调节：抗利尿激素的分泌主要受血浆晶体渗透压和循环血量的改变。

①血浆晶体渗透压的改变：血浆晶体渗透压是生理情况下调节 ADH 合成和释放的最重要刺激因素。当机体失水，如大量出汗、严重呕吐或腹泻等→血浆晶体渗透压升高→对渗透压感受器的刺激增强→抗利尿激素的合成、分泌和释放增加→远曲小管和集合管对水的通透性增加→水的重吸收增多→尿量减少以保留机体的水分→有利于血浆晶体渗透压的恢复。相反，当大量饮用清水，血浆晶体渗透压下降，导致尿量增多。

②当循环血量增多时（如静脉输液过多）→对左心房和大静脉容量感受器的刺激增强→冲动沿迷走神经传入下丘脑，反射性地抑制 ADH 的合成和释放→水的重吸收减少→尿量增加→排出机体多余的水分，有利于循环血量恢复至正常。相反，当循环血量减少时，尿量减少，以保留机体的水分，维持循环血量。

第九章　感觉器官

一、名词解释

1. 感受器：是指分布在体表、内脏和组织结构中，能感受内、外环境变化的结构和装置。

2. 近点：人眼作充分调节时，能看清物体的最近距离。

3. 瞳孔对光反射：随照射视网膜光线的强弱而出现瞳孔大小的改变。

4. 视力：又称视敏度，指眼对物体细小结构的分辨能力。一般以眼能分辨两点间的最小距离为衡量标准。

5. 视野：单眼固定注视正前方一点不动时，该眼所能看到的空间范围。

6. 明适应：从黑暗处初到强光下时，起初感到一片耀眼光亮，不能看清物体，稍待片刻后才恢复视觉，这一过程为明适应。

7. 暗适应：当人从亮处进入黑暗的环境，最初任何物体都看不清楚，经过一段时间后，能逐渐看清暗处物体，这一过程为暗适应。

8. 听阈：刚好能引起听觉的最小声音强度。

二、填空题

1. 视锥细胞　视杆细胞

2. 角膜　房水　晶状体　玻璃体

3. 晶状体　瞳孔调节　双眼会聚

4. 维生素 A　视紫红质

5. 上　后

6. 减弱　远

7. 外耳　中耳　内耳

8. 传音　感音

9. 直线变速　旋转变速

10. 底部　顶部

三、选择题

A 型题

1	2	3	4	5	6	7	8	9	10
B	B	D	C	E	C	D	D	B	D

四、简答题

1. 简述眼的视近物调节。

答：眼的视近调节包括以下三方面：

①晶状体调节：视近物时，通过反射使睫状肌收缩，睫状小带放松，晶状体变凸，从而使晶状体的折光能力增加，将近处的辐散光线聚焦在视网膜上形成清晰的物像。

②瞳孔近反射：视近物时，反射性的使瞳孔缩小，以减少进入眼内的光线量和减少折光系统的球面像差与色像差，以便既可以在光线强时使眼睛不至受到损伤，又使视网膜成像更清晰。

③视轴会聚：视近物时，两眼的视轴同时向鼻侧聚合，使近处物像落在两眼视网膜的相称点上，产生单一清晰的像。

2. 简述视网膜上感光细胞的分布与功能。

答：视网膜上的感光细胞分视锥细胞和视杆细胞两种。

①视锥细胞：密集于视网膜中央凹。其功能是司明视觉与色觉，对物体的分辨力强，光敏度差。

②视杆细胞：主要分布在视网膜周边部。其功能是感受弱光，无色觉，光敏度高，对物体的分辨力差。

3. 何谓听觉的行波学说？

答：行波学说认为，声波达前庭窗后，基底膜的振动先从蜗底部开始，再以行波方式逐渐向蜗顶推进。频率愈高的声波，基底膜最大振动的部位越靠近蜗底；反之，则靠近蜗顶。基底膜振动幅度最大部位的毛细胞受刺激最强，其冲动沿听神经传导达听皮层相应区域，产生相应音调感觉。

4. 简述声波传入内耳的途径。

答：声波传入内耳的途径有：

①声波经外耳道→鼓膜→听骨链→前庭窗→前庭阶（外淋巴）→蜗管内淋巴，此为正常气导；

②声波经颅骨→骨迷路→鼓阶与前庭阶→蜗管内淋巴，此为骨导。

第十章　神 经 系 统

一、名词解释

1. 突触：神经元与神经元之间或神经元与效应细胞之间相接触并传递信息的部位，称为突触。

2. 神经递质：指由突触前神经元合成并在末梢处释放，能特异性地与突触后神经元或效应器细胞膜上的特异性受体结合，并引起后继神经元或效应器细胞产生一定生理效应的化学物质。

3. 脊休克：将脊髓与高位中枢离断后，断面以下的脊髓暂时丧失反射活动的能力进入无反应状态的现象，称为脊休克。

4. 特异性投射系统：丘脑特异感觉接替核及其投射至大脑皮层的神经通路称为特异性投射系统。

5. 牵张反射：指有神经支配的骨骼肌受到外力牵拉而伸长时，反射性地引起受牵拉的同一块肌肉收缩的反射。

6. 腱反射：快速牵拉肌腱引起的牵张反射。

7. 肌紧张：缓慢持续牵拉肌腱引起的牵张反射。

8. 去大脑僵直：在中脑的上、下丘之间切断脑干后，实验动物立即出现伸肌肌紧张亢进的现象，称为去大脑僵直，表现为四肢僵硬伸直，头尾昂起，脊柱挺硬。

9. 牵涉痛：指某些内脏疾病常常引起远隔的体表部位发生疼痛或痛觉过敏的现象。

10. 受体：指存在于突触前膜、突触后膜或效应器细胞膜上，能与神经递质等发生特异性结合并诱发生理效应的一类特殊蛋白质。

11. 反射：指机体在中枢神经系统的参与下，对内外环境刺激所做出的规律性应答。

12. 强化：将无关刺激与非条件刺激在时间上多次结合的过程

二、填空题

1. 神经冲动　传导兴奋

2. 绝缘性　双向性　相对不疲劳性

3. 兴奋性突触　抑制性突触

4. 突触前膜　突触间隙　突触后膜

5. Na^+　去极化

6. Cl^-　超极化

7. 伸肌（抗重力肌）　去大脑僵直

8. 突触前抑制　突触后抑制

9. 中央后回　枕叶距状裂周围　颞横回和颞上回　中央前回

10. 腱反射　肌紧张　肌紧张

11. 乙酰胆碱　去甲肾上腺素

12. M　N　阿托品　筒箭毒碱

13. α　β　酚妥拉明　普萘洛尔

14. 牵涉痛

15. 维持身体平衡　调节肌紧张　协调随意运动

16. 升高　舒张　减弱　扩大　舒张　舒张

17. 降低　收缩　增强　缩小　收缩　收缩

18. 第一信号系统　第二信号系统

19. 延髓　中脑

20. 无关刺激　非条件刺激

三、选择题

A 型题

1	2	3	4	5	6	7	8	9	10
B	C	E	E	E	E	E	B	B	E
11	12	13	14	15	16	17	18	19	20
C	A	A	D	E	A	E	D	A	B
21	22	23	24	25	26	27	28	29	30
B	A	B	B	D	D	C	D	E	C
31	32	33	34	35	36	37	38	39	40
C	D	D	A	C	E	B	B	C	B

X 型题

1	2	3	4	5	6	7	8	9	10
ABCE	AC	ACD	ACDE	ABC	ABCD	BCD	BCDE	ABCD	BCDE

四、简答题

1. 神经纤维传导兴奋的特征有哪些?

答：神经纤维传导兴奋特征有：

①生理完整性；②绝缘性；③双向性；④相对不疲劳性。

2. 试比较兴奋性突触后电位（EPSP）与抑制性突然后电位（IPSP）的异同点。

答：兴奋性突触后电位（EPSP）与抑制性突然后电位（IPSP）的异同点比较如下表：

比较项目	EPSP	IPSP
定义	突触后膜产生的去极化电位	突触后膜产生的超极化电位
突触前神经元	兴奋性神经元	抑制性中间神经元
神经递质	兴奋性递质	抑制性递质
离子基础	突触后膜 Na^+ 内流为主，少量 K^+ 外流	突触后膜 Cl^- 内流为主，少量 K^+ 外流
突触后膜电位	去极化	超极化
传递后的效应	突触后神经兴奋	突触后神经元抑制

3. 简述中枢兴奋传递（突触传递）的特征。

答：中枢兴奋传递的特征，即突触传递特征有：

①单向传递；②中枢延搁；③兴奋的时间与空间总和；④兴奋节律的改变；⑤后发放；⑥对内环境变化敏感和易疲劳。

4. 简述内脏痛的特点。

答：内脏痛的特征有：①疼痛发生缓慢、持久；②对疼痛部位的定位不精确，对刺激性质的分辨能力差；③对机械牵拉、缺血、炎症及痉挛等刺激敏感，并常引起不愉快的情绪及恶心、呕吐及心血管等自主神经反应；④常伴有牵涉痛。

5. 牵张反射的类型有哪几种？各有何生理意义？

答：牵张反射有腱反射与肌紧张两种类型。腱反射检查对于了解神经系统的功能状态具有重要意义；而肌紧张是维持身体姿势，保持身体平衡。

6. 简述兴奋性突触的传递过程。

答：突触前神经元兴奋→经动作电位传导至突触前神经元轴突末梢→引起突触前膜去极化→使前膜上的 Ca^{2+} 通道开放，Ca^{2+} 内流→突触小泡向突触前膜末梢移动，并与末梢膜发生融合、破裂，释放兴奋性神经递质至突触间隙→与突触后膜上的特异性受体结合→提高后膜对 Na^+、K^+ 的通透性，以 Na^+ 内流为主→突触后膜电位去极化，产生 EPSP→总和达到阈电位，产生动作电位→突触后神经元兴奋。

7. 简述抑制性突触的传递过程。

答：突触前神经元兴奋→经动作电位传导至突触前神经元轴突末梢→引起突触前膜去极化→使前膜上的 Ca^{2+} 通道开放，Ca^{2+} 内流→突触小泡向突触前膜末梢移动，并与末梢膜发生融合、破裂，释放抑制性神经递质至突触间隙→与突触后膜上的特异性受体结合→提高后膜对 Cl^-、K^+ 的通透性，以 Cl^- 内流为主→突触后膜电位超极化，产生 IPSP→突触后神经元抑制。

8. 比较条件反射与非条件反射的异同点。

答：条件反射与非条件反射的异同点比较，如下表：

比较项目	非条件反射	条件反射
形成	先天性、种族性	后天性、个体性
刺激	非条件激素	非条件刺激，加上后天训练
反射弧	较固定，中枢位于皮层下	易变，中枢为皮层下及大脑皮层
数量	有限	几乎无限
举例	食物反射、防御反射	望梅止渴、巴甫洛夫实验
生理意义	对于个体和种族的生存具生理意义	使机体更精确地适应内外环境的变化

9. 简述交感神经系统功能活动的意义。

答：交感神经系统功能活动的意义在于：当机体处于"应急"状态时，可以广泛地动员机体许多器官的潜在能力，使机体的反应更加灵敏，以适应环境的急骤变化。

10. 简述副交感神经系统功能活动的意义。

答：副交感神经系统功能活动的意义在于：保护机体，有利于机体的休整恢复；促进消化吸收，积蓄能量，有利于机体的生殖与排泄。

11. 去大脑僵直产生的机理如何？

答：去大脑僵直是由于去大脑动物的大脑皮层运动区和纹状体等部位与脑干网状结构抑制区的功能联系被切断，使脑干网状结构易化区与抑制区的平衡失调，易化区的活动明显占优势，出现伸肌紧张性明显增强。

第十一章 内 分 泌

一、名词解释

1. 激素：指由内分泌腺或散在的内分泌细胞分泌的具有传递信息作用的高效能生物活性物质。

2. 激素的允许作用：指有些激素本身不能对某些器官、组织或细胞产生生物效应，但它的存在却可使另一种激素的作用明显增强，称为该激素的允许作用。

3. 应急反应：机体在遭遇各种紧急情况（如失血、缺氧、创伤及剧烈运动等应急刺激）时，引起的以交感-肾上腺髓质系统活动增强、肾上腺素与去甲肾上腺素分泌增多为主的适应性反应，称为应急反应。

4. 应激反应：指机体遭受到多种有害刺激（如创伤、感染、疼痛、手术、饥饿、寒冷等应激刺激）时，下丘脑-腺垂体-肾上腺皮质轴功能活动增强，使腺垂体 ACTH 和束状带糖皮质激素分泌增多，使机体产生一系列增强抵抗力与耐受力的非特异性反应，称为应激反应。

5. 呆小症：又称克汀病，指幼年时期甲状腺激素分泌不足导致智力发育障碍、身材矮小为特征的疾病。

6. 向心性肥胖：指患者体内脂肪沉积以心脏、腹部为中心而开始发展的一种肥胖类型。

7. 肢端肥大症：指青春期后，由于腺垂体生长激素分泌过多而导致的以手足肥大、头颅增大、口唇增厚、音调低沉、下颌前突等肢端肥大面貌为特征的一类病症。

二、填空题

1. 含氮类激素　类固醇激素

2. 远距分泌　旁分泌　自分泌　神经分泌

3. 信息传递作用　相对特异性　高效能生物放大　激素间的相互作用

4. FSH　LH

5. 抗利尿激素　催产素

6. 碘　甲状腺球蛋白

7. 呆小症　黏液性水肿

8. 甲状旁腺素　降钙素　1, 25-二羟维生素 D_3

9. 减少　增多

10. 盐皮质激素　糖皮质激素

11. 增多　减少

12. 朱儒症　巨人症　肢端肥大症

13. ACTH　糖皮质激素　肾上腺素　去甲肾上腺素

三、选择题

A 型题

1	2	3	4	5	6	7	8
C	C	A	E	E	D	D	A
9	10	11	12	13	14	15	16
A	C	C	B	D	D	A	B

X 型题

1	2	3	4	5
ABCD	ABCDE	CD	BD	ABCDE

四、简答题

1. 简述激素作用的一般特征。

答：激素作用的一般特征有：

①信息传递作用：激素能将生物信息传递给靶细胞，起到第一信使的作用。

②相对特异性：激素能选择性地识别靶器官、靶组织或靶细胞上的特异性受体，并与之结合，产生生理效应。

③高效能生物放大作用：激素的含量甚微，但作用显著。与受体结合后会产生一系列高效的酶促放大作用。

④激素间的相互作用：包括激素间的拮抗作用如胰岛素降血糖，而胰高血糖素升血糖，二者在调节血糖水平方面具有拮抗作用；协同作用，如糖皮质激素、生长激素、胰高血糖素及雌激素等均能升高血糖，它们在升糖效应上具有协同作用；允许作用，如糖皮质激素对儿茶酚胺调节心、血管的活动有允许作用。

2. 简述生长激素的生理作用。

答：生长激素的生理作用有以下几个方面：

①生长激素对人体骨骼、肌肉和内脏器官具有明显的促生长作用，但对脑的发育无影响。

②促进代谢：生长激素对代谢有广泛影响，能促进蛋白质的合成、脂肪分解与血糖升高，有利于机体的生长发育和组织修复。

③参与应激反应，是机体重要的由腺垂体分泌的参与应激反应的激素之一。

3. 影响糖代谢的激素有哪些？分别是如何影响的？

答：影响糖代谢的激素主要有甲状腺激素、胰岛素、胰高血糖素、肾上腺素、去甲肾上腺素和糖皮质激素等。

①甲状腺激素能促进葡萄糖的吸收，肝糖原的分解和加速外周组织对葡萄糖的利用，使血糖来源多于去路而升高血糖。

②胰岛素能促进糖原合成和组织对葡萄糖的摄取、氧化、利用，同时抑制糖原分解与糖异生，使血糖降低。

③胰高血糖素能促进糖原分解和糖异生，使血糖升高。

④肾上腺素与去甲肾上腺素能加快糖原分解而使血糖升高。

⑤糖皮质激素能促进糖异生，增加糖原含量，抑制组织对葡萄糖的摄取和利用，而使血糖升高。

4. 简述甲状腺激素的生理作用。

答：甲状腺激素的生理作用有以下几个方面：

①甲状腺激素可显著提高机体的耗氧量和产热量，使基础代谢率升高。

②对物质代谢的作用：生理水平的甲状腺激素促进蛋白质的合成，过量则促进蛋白质分解；既可升高血糖，又可降低血糖；促进脂肪和胆固醇的分解。

③甲状腺激素能促进机体的生长发育，促进神经系统的发育与分化。

④甲状腺激素能提高中枢神经系统兴奋性，对儿茶酚胺起允许作用。

⑤甲状腺激素能使心率加快、心肌收缩力增强、心输出量增加等。

5. 长期大量使用糖皮质激素的患者，为什么不能突然停药？

答：长期大量使用糖皮质激素的患者，其血液中糖皮质激素的浓度很高，通过长反馈抑制下丘脑与腺垂体的合成与分泌，致肾上腺皮质激素的合成与分泌减少，出现肾上腺皮质萎缩，自身分泌的糖皮质激素减少。如果患者突然停药，患者将产生一系列肾上腺皮质机能不足的症状表现。因此，患者在停药时，应逐渐减量停药或间断给予 ACTH，以利于肾上腺皮质机能的恢复，待其恢复后停药。

第十二章　生　殖

一、名词解释

1. 月经：青春期女性，在下丘脑–腺垂体–卵巢轴的调节下，子宫内膜发生周期性（每月 1 次）剥落、出血的现象，称为月经。

2. 月经周期：也称子宫周期，自月经来潮的前一天至下一次月经来潮的前一天所经历的时间，称为一个月经周期。

3. 生殖：生物体生长发育成熟后，能够产生与自己相似的子代个体的过程，称为生殖。

二、填空题

1. 生成精子　内分泌

2. 雄激素　LH　抑制素　FSH

3. 生产卵子　内分泌

4. 月经期　增殖期　分泌期

5. 雌激素　孕激素　人绒毛膜促性腺激素

6. 促进　抑制

三、选择题

A 型题

1	2	3	4	5	6	7	8	9	10
B	A	A	B	D	C	D	B	C	B

X 型题

1	2	3	4	5
ABCE	ACDE	ACD	AC	DE

四、简答题

1. 简述雌激素的生理作用。

答：雌激素的生理作用：促进女性生殖器官的发育；促进乳腺的发育，促进女性出现并维持第二性征；促进蛋白质的合成；促进骨及骨骺的愈合；调节促性腺激素的分泌；使子宫内膜出现增生期的变化；使阴道分泌物呈酸性并增强其抵抗力。

2. 简述孕激素的生理作用。

答：孕激素的生理作用：调节促性腺激素的分泌；在雌激素的基础上，使子宫内膜进一步增厚，并开始分泌；降低子宫肌的兴奋性及其对催产素的敏感性，抑制母体对胎儿的排斥反应，以利妊娠的维持；促进乳腺腺泡的发育和成熟，为分娩以后的泌乳作准备；使血管与消化道平滑肌松弛；产热作用，使女性的基础体温在排卵以后，升高约 0.5℃。

3. 简述月经周期中子宫内膜的变化及其形成机制。

答：在月经周期中，子宫内膜的变化可分为三期，即月经期、增殖期与分泌期。

月经期：螺旋小动脉痉挛收缩，子宫内膜缺血、缺氧、水肿、剥脱、出血。形成机制为黄体萎缩、退化，雌、孕激素分泌减少，子宫内膜突然失去大量雌、孕激素的支持而致。

增殖期：子宫内膜开始修复，增生变厚，螺旋动脉迅速生长，腺体增生，但腺体尚不分泌。形成机制为卵巢分泌的雌激素的作用所致。

分泌期：子宫内膜进一步增生变厚，螺旋动脉增长、卷曲、扩张充血，腺体进一步增长、弯曲并呈分泌状态，分泌富含糖原的分泌物。形成机制为黄体分泌的雌激素与大量的孕激素的作用所致。